Typisch FAMILIE!

Mit Ves von @verruecktemamawelt

Typisch FAMILIE!

Mit Ves von
@verruecktemamawelt

Von A wie Aufräumen bis Z wie Zocken –
unser Tagebuch vom ganz normalen Wahnsinn
(und KEIN Erziehungsratgeber!)

INHALT

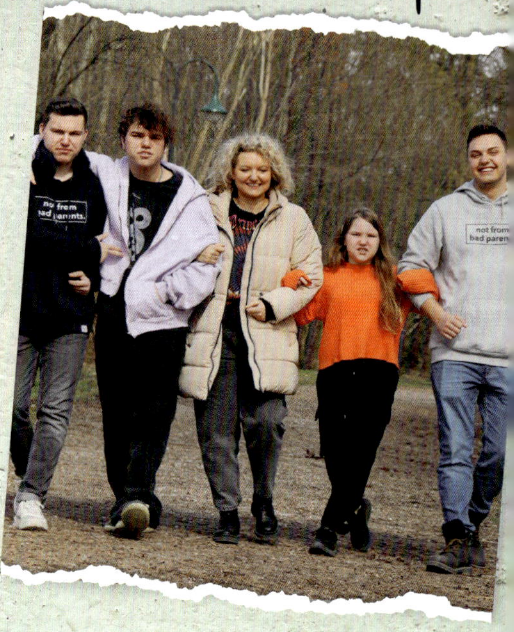

xoxo

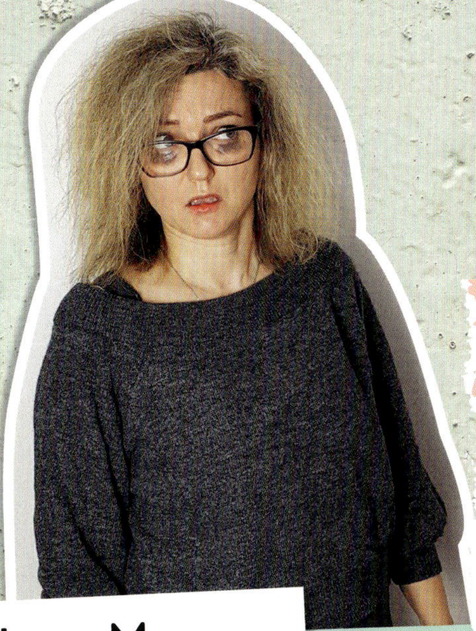

Verrückte Mama- (und Papa-) Welt 78

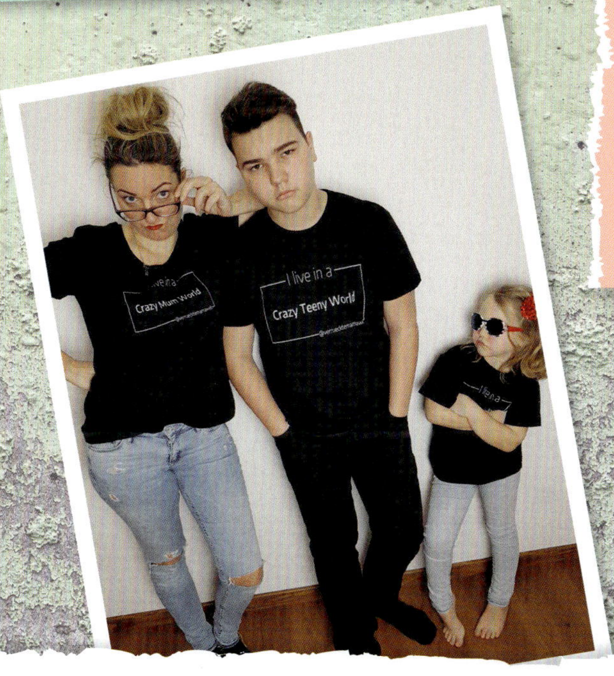

Unsere Lieblingsrezepte 90

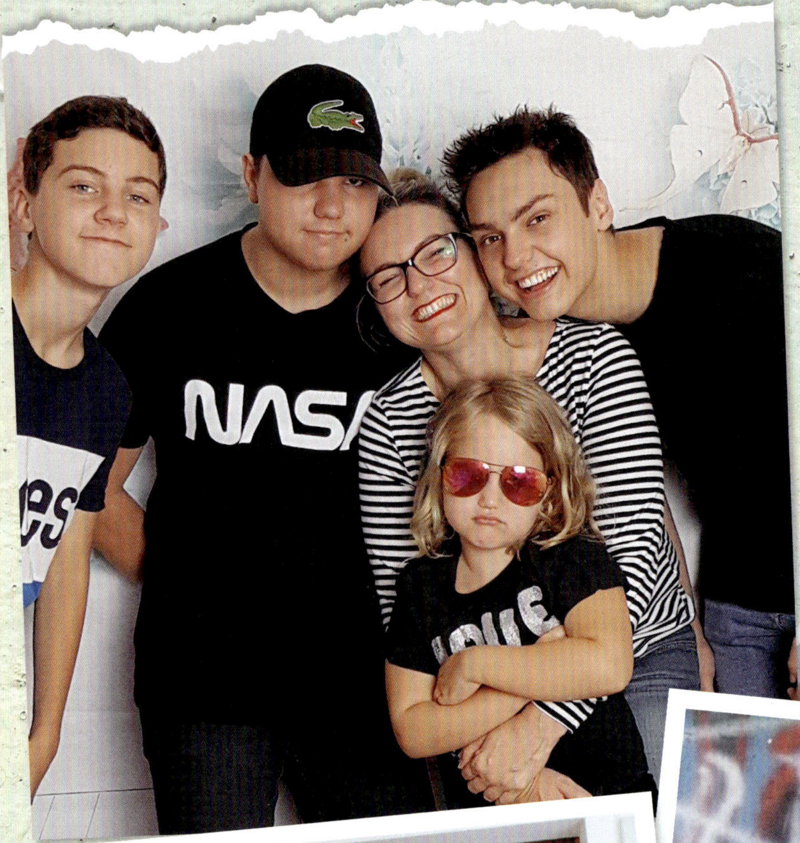

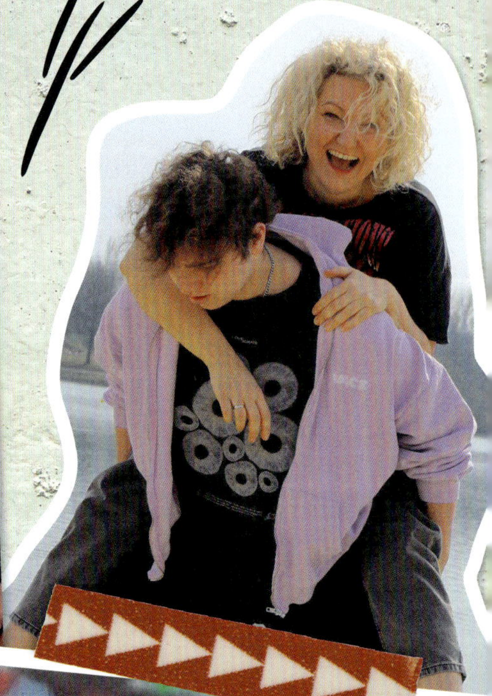

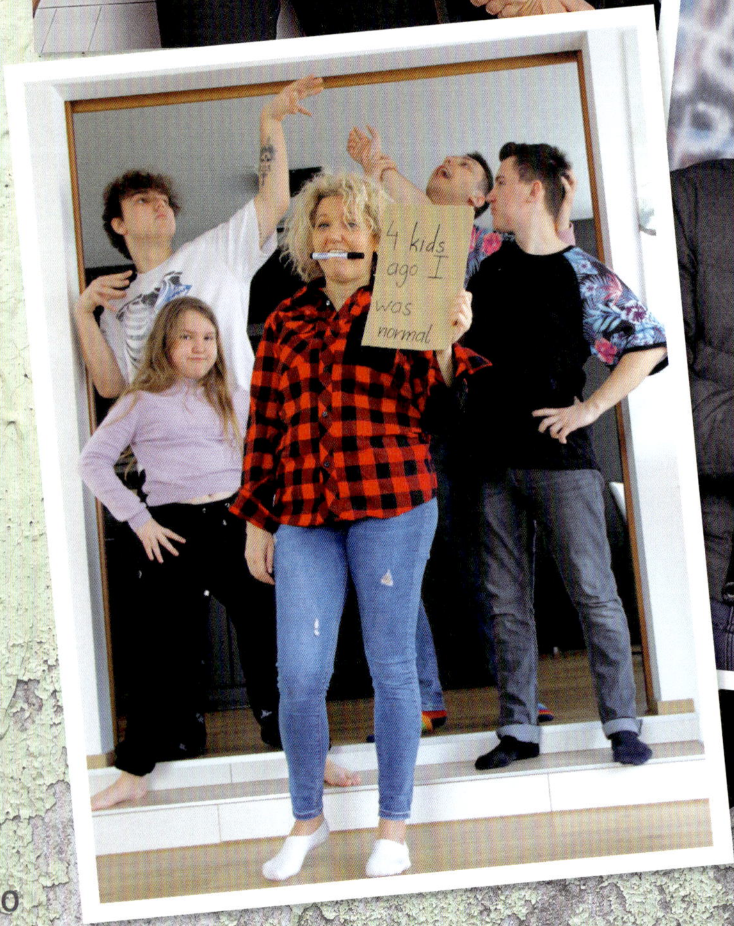
4 kids ago I was normal

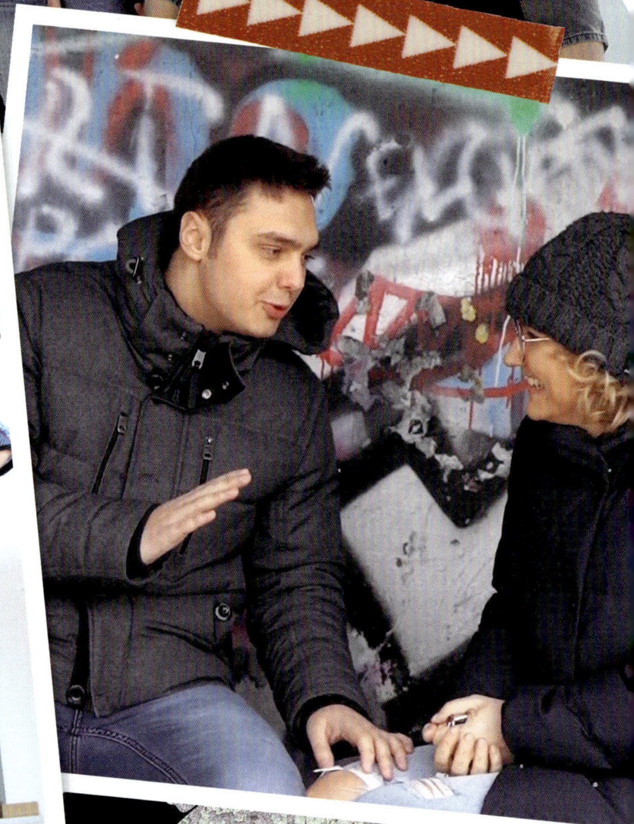

Willkommen in meiner verrückten Mama-Welt!

Vielleicht bist du zufällig über dieses Buch gestolpert, vielleicht kennst du @ VerrückteMamaWelt aber auch schon von Instagram und Tiktok. Seit 2017 erzähle ich in meiner FamilyDailySoap von unserem Familienalltag mit vier Teenagern – ungeschminkt und mit all seinen Höhen und Tiefen. Mal ernst, mal lustig, mal verrückt, mal auch einfach „ganz normal". Denn wenn so wie bei uns sechs Menschen mit sehr unterschiedlichen Charakteren zusammenleben, ist immer etwas los. Dabei als Eltern und als Familie auf einen gemeinsamen Nenner zu kommen, ist nicht immer einfach. Klar, dass auf meinen Social-Media-Kanälen Erziehungsthemen eine große Rolle spielen: Da geht es um Klassikerthemen wie Aufräumen, Tisch decken, Hausaufgaben, Zocken, die erste Liebe oder Liebeskummer, aber auch ums Grenzen setzen, den Umgang mit Angst und Tod und die Zweifel, die wohl jede Mama kennt, ob wir als Eltern alles richtig machen.

In diesem Buch möchte ich meine Erfahrungen mit dir teilen und verrate dir, was bei mir an Lösungsansätzen funktioniert hat und was nicht. Du wirst jedoch keine Ratschläge finden, wie du dein Kind erziehen sollst. Denn jedes Kind ist anders. Jedes Kind braucht etwas Anderes. Und was bei meinen Kindern funktioniert hat, muss bei deinem Kind nicht unbedingt auch funktionieren. Aber vielleicht findest du dich in manchen Situationen wieder, kannst darüber schmunzeln und dir eine Anregung holen. In jedem Fall hoffe ich, du denkst ganz oft: Ja, genau so ist das bei uns auch. Typisch Familie eben!

Viel Spaß beim Lesen

deine Ves

WER WIR SIND

Ves: die Mama

Mama, Ehefrau, Glucke, Köchin, Bäckerin, Reinigungskraft, Family-Daily-Soap-Regisseurin, Lebensberaterin, Entertainerin, Hairstylistin, Hausaufgabenbetreuerin, Seelentrösterin, Mamataxifahrerin, Ernährungsberaterin, Krankenschwester, Dekorateurin, Eventmanagerin, Fahrschülerbegleiterin, Berufsberaterin, Freizeitplanerin, Notfallhelferin – alles in einer Person! 😊

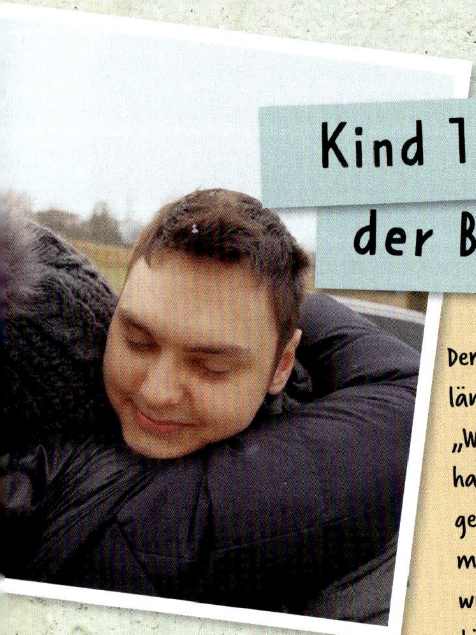

Kind 1: der Beobachter

Der große Bruder, der für jeden da ist, der zuhört und hilft. Als ich längere Zeit krank war, hat er den Haushalt geschmissen und gekocht. „Warum" war das Wort, das ich als Kind am häufigsten von ihm gehört habe. Heute lässt er sich von seiner Schwester Löcher in den Bauch fragen. Der Wissbegierige, Sensible, Kreative und Musikalische wusste schon mit drei Jahren, dass Fußball nicht seins ist, dafür aber die Bühne. Also wurde Schauspielen seine große Leidenschaft.

Lieblingsessen: Knackergulasch (S. 100)

Hobby: Schauspielen

xoxo

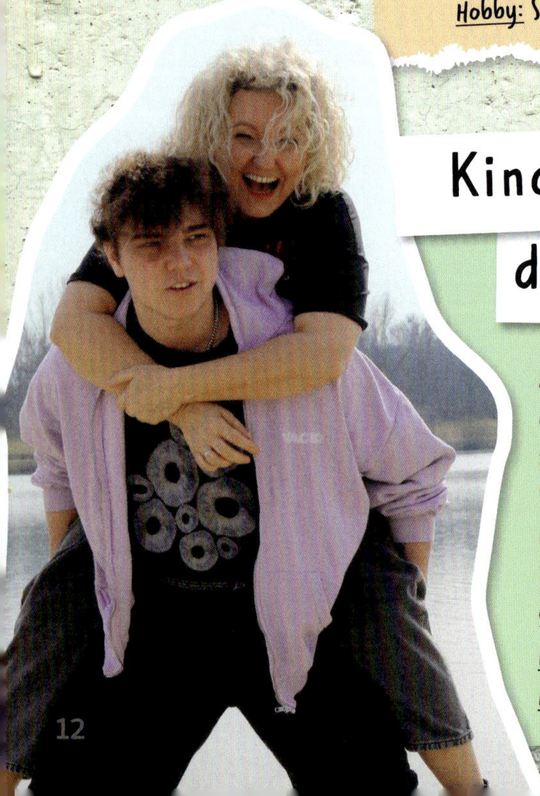

Kind 2: der Abenteurer

Als er klein war, hab ich oft zu ihm gesagt: „Mach das nicht, du tust dir weh!" Kind 2 hat es trotzdem gemacht. Er liebt es, Dinge auszuprobieren. Eishockey und Ringen gehörten dazu. Pfeif auf die Sicherheit! Er braucht das Abenteuer. Er genießt das Leben mit seinen Freunden, ist gesellig, unbeschwert, spontan und geht mit dem Flow. Er liebt Musik (und hört sie am liebsten laut), tanzt gern und schreibt selbst Songs.

Lieblingsessen: Lasagne (S. 98)

Hobby: Boxen

Kind 3:
der Ruhige

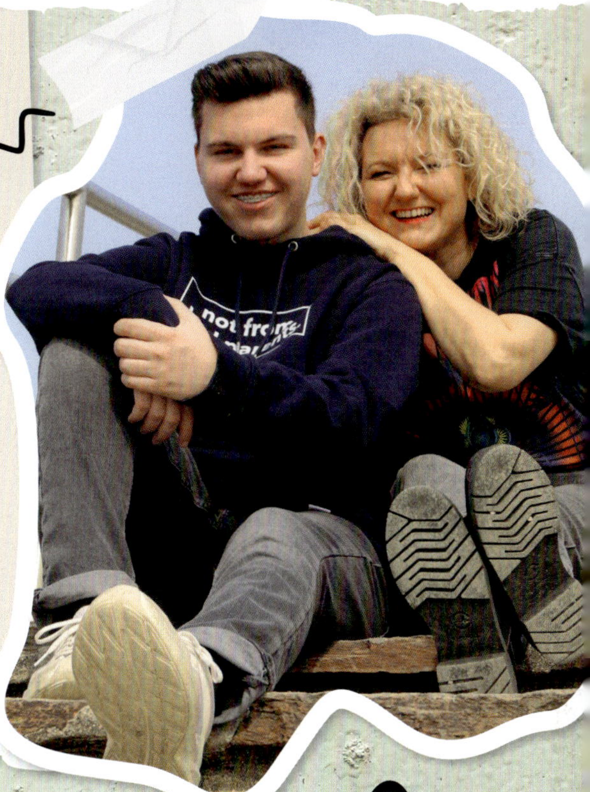

Ein absoluter Familienmensch. Er mag es am liebsten ruhig und redet nicht so viel wie seine Geschwister, bekommt aber ganz genau mit, was sie beschäftigt. Was ihm jemand anvertraut hat, bekommst du nicht aus ihm heraus. Er ist hilfsbereit, superloyal und schätzt Loyalität auch bei seinen Mitmenschen. Ein Meister des trockenen Humors und ein super Menschenkenner. Bei ihm kannst du nicht schauspielern, er durchschaut dich sofort.

Lieblingsessen: Hasen-Kaiserschmarrn (S. 108)

Hobbys: früher Fußball und Tennis, heute Gamen

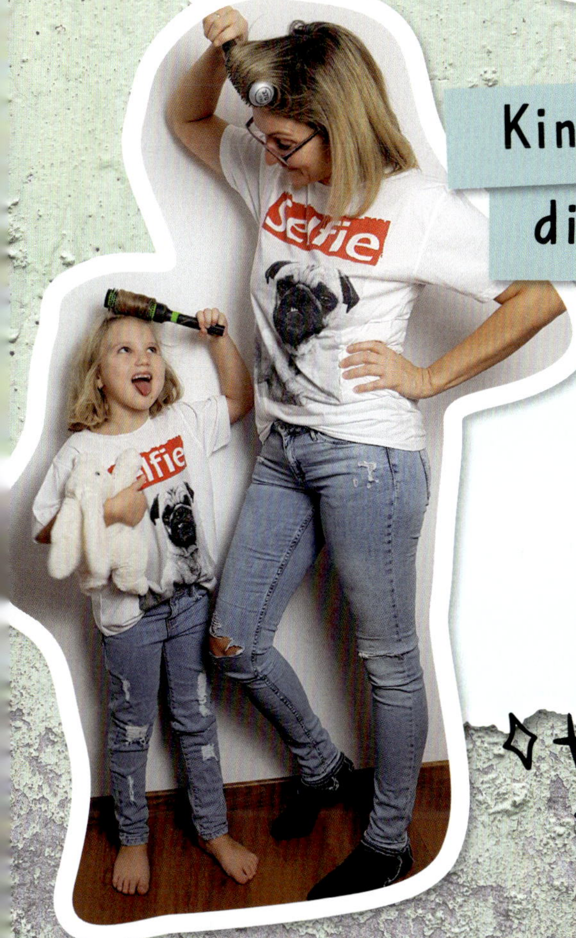

Kind 4:
die Starke

Unser Powergirl weiß, was sie will. Ihre Energie spürt man, wenn sie den Raum betritt. Als kleine Schwester von drei sehr unterschiedlichen großen Brüdern hat sie schnell gelernt, Menschen zu beobachten. Ihre Cleverness und soziale Intelligenz setzt sie gnadenlos gegen ihre Brüder ein. Das muss sie auch, denn die drei Großen haben sie nie als Nesthäkchen behandelt. Eher als den vierten kleinen Bruder, mit dem man raufen und zocken kann.

Lieblingsessen: Bunte Schnitzel (S. 104)

Hobbys: Tanzen, Zeichnen

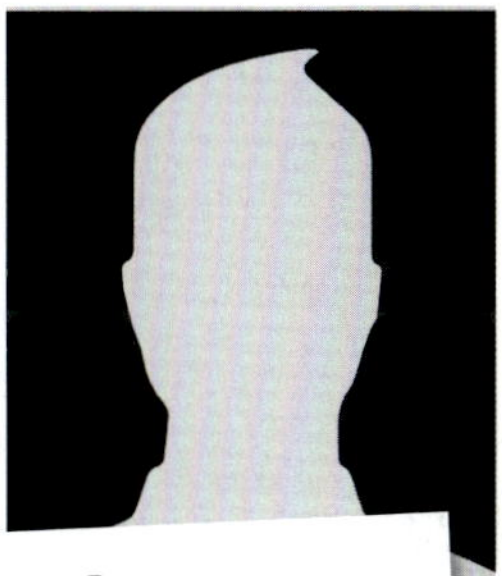

Der Papa

VERRÜCKTE FAMILIEN-WELT

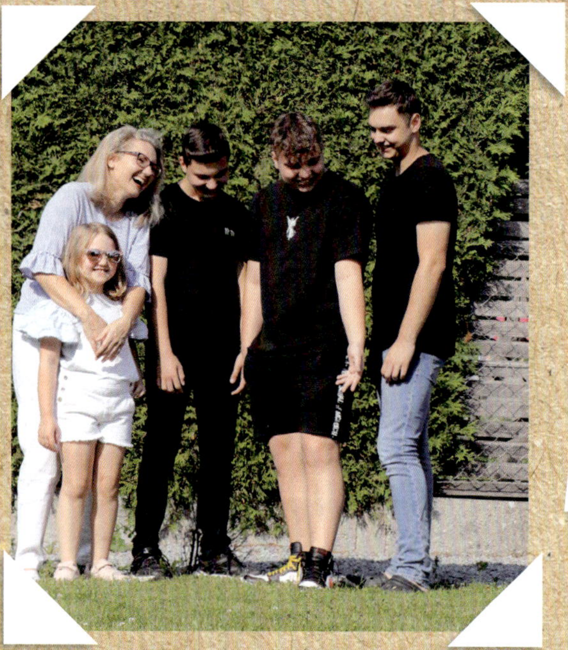

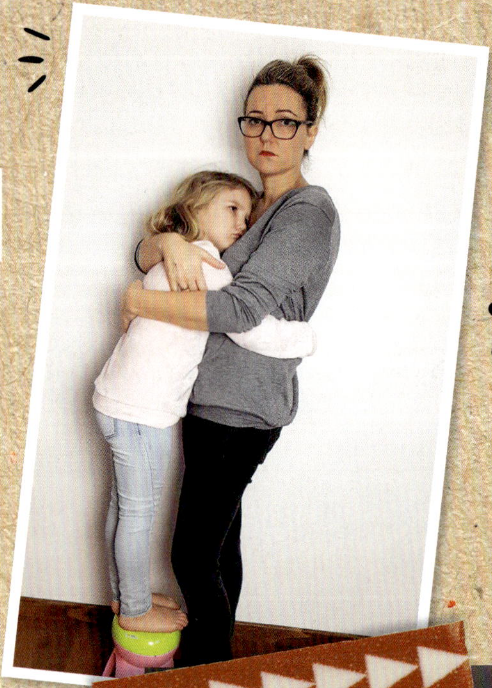

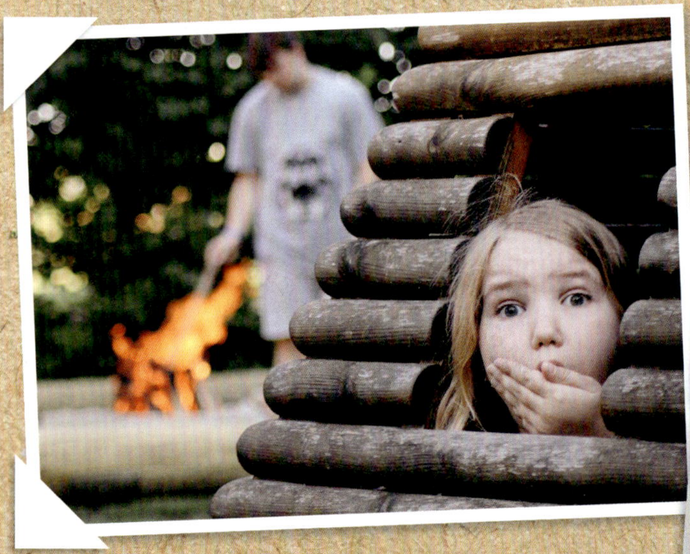

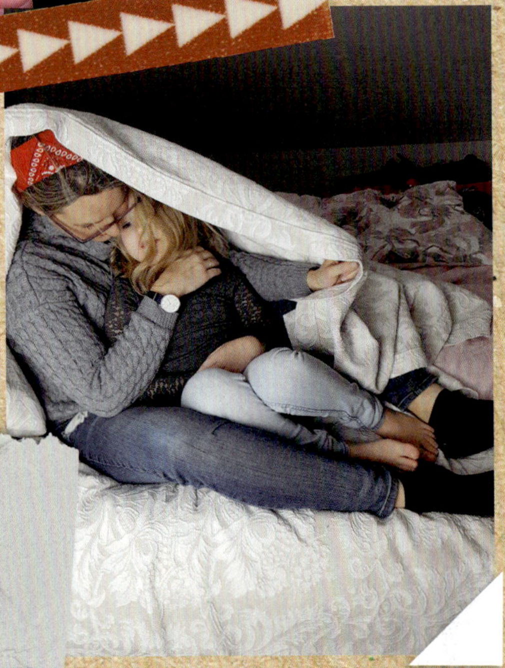

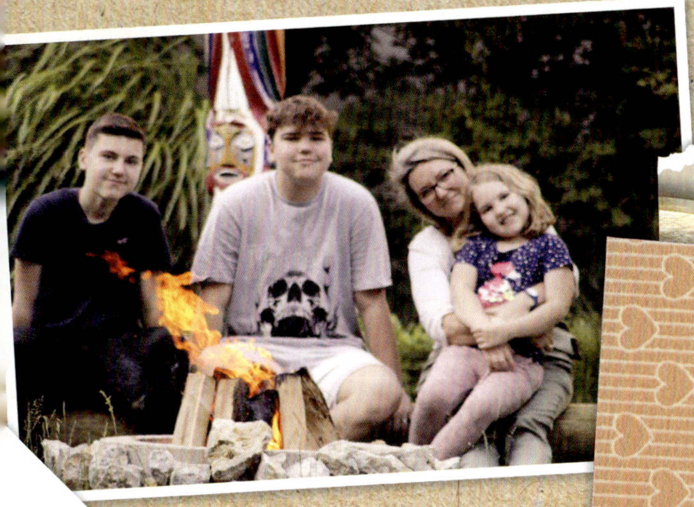

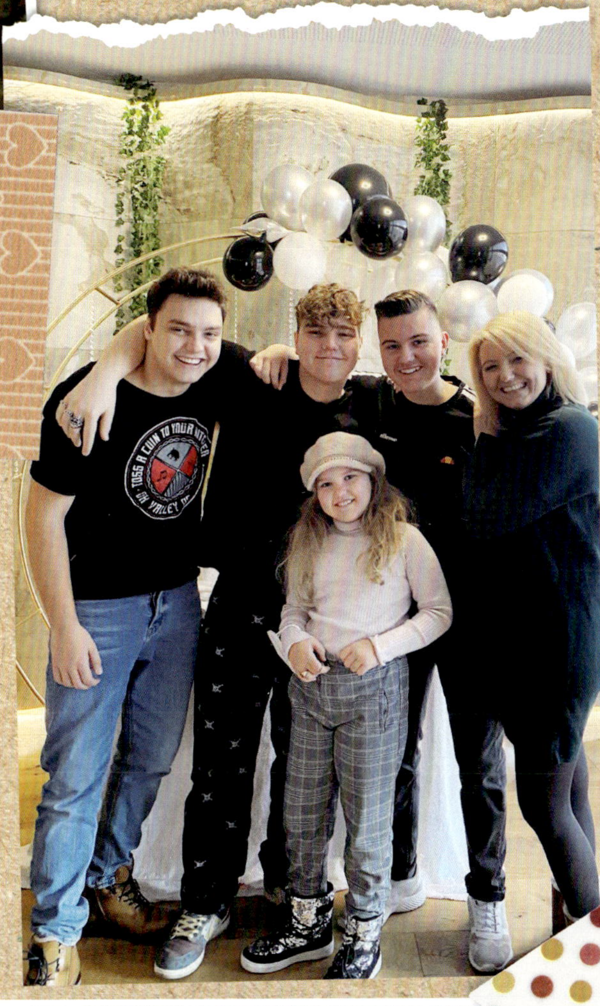

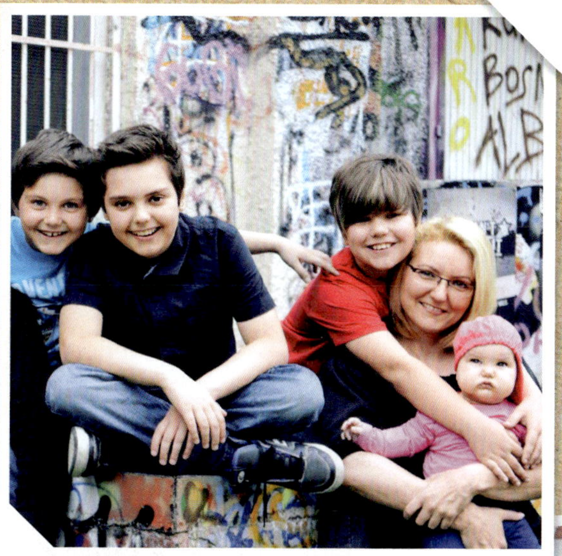

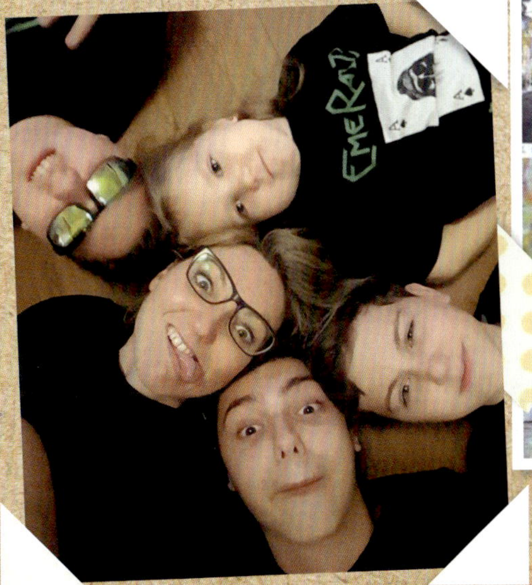

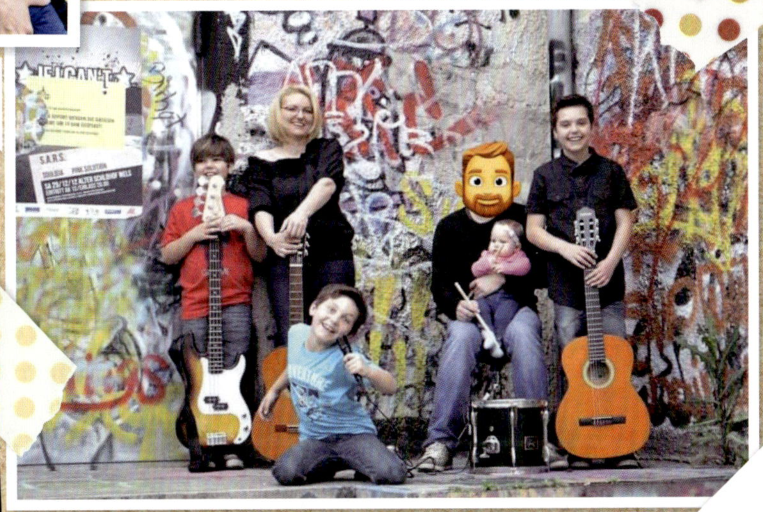

JEDE FAMILIE HAT IHREN EIGENEN RAHMEN

Jede Familie hat einen anderen Rahmen. In manchen Familien dürfen die Kinder auf dem Tisch tanzen, in einer anderen Familie ist der Tisch zum Essen da. Wie ist es bei euch?

Ein Rahmen, der für alle passt

Ich werde oft gefragt, warum es in unserer Familie meist ohne viel Konflikte zugeht (zumindest zwischen den Kindern und uns Eltern – Konflikte unter den Kindern gibt es natürlich häufiger 😉). Ich glaube, es liegt daran, dass wir einen Rahmen haben, an dem sich alle orientieren können und der für jedes Familienmitglied passt. Was ist damit gemeint? In einer Familie haben alle unterschiedliche Bedürfnisse. Wenn jeder seine Bedürfnisse ohne Rücksicht auf die anderen auslebt, kommt es zu Konflikten. Zu Konflikten kommt es aber auch, wenn in der Familie Regeln herrschen, die die Bedürfnisse einiger Familienmitglieder nicht berücksichtigen.

Beispiel Abendessen. In manchen Familien bestimmen die Eltern, dass zu einer festen Uhrzeit gegessen wird. Um 19 Uhr müssen alle am Tisch sitzen. Vielleicht schauen die Kinder zu dieser Zeit aber gerade noch ihre Lieblingssendung, die erst um 19.10 Uhr endet. Beharren die Eltern auf 19 Uhr als Abendessenzeit und fordern die Kinder auf, den Fernseher mitten in der Sendung abzuschalten, gibt es höchstwahrscheinlich Stress. 😉 Denn was die Eltern wollen, passt mit dem, was die Kinder wollen, nicht zusammen.

Was tun? Wenn die Eltern ihren Willen durchsetzen, wird es jeden Abend vor dem Abendessen Stress geben. Anders kann es laufen, wenn die Eltern die Bedürfnisse der Kinder wahrnehmen und versuchen, eine Lösung zu finden, die für alle passt. Um den Konflikt zu vermeiden, könnten sie zum Beispiel 10 Minuten später zu Abend essen, wenn die Fernsehsendung der Kinder vorbei ist.

Die Bedürfnisse aller ernst nehmen

Wenn es in unserer Familie einen Konflikt gibt, setzen wir uns zusammen und schauen auf die Bedürfnisse beider Seiten. Wir fragen: Was stört dich? Was möchtest du? Was möchtest du nicht? Klar ist es anstrengend, auf Augenhöhe mit den Kindern über unterschiedliche Bedürfnisse zu diskutieren und auch die Bedürfnisse der Kinder wahrzunehmen – vor allem, wenn sie den eigenen widersprechen. Ich habe aber die Erfahrung gemacht, dass meine Kinder kompromissbereit sind, wenn ich es auch bin. Wenn ich hingegen stur auf meiner „Regel" beharre und ihnen sage: „Du musst ...!", denken die Kinder: Meine Eltern geben nicht nach bei dem, was mir wichtig ist. Warum sollte ich nachgeben bei dem, was ihnen wichtig ist?

Dieses Erziehen ist krass **ANSTRENGEND.** Ist denn schon erwiesen worden, dass das was **BRINGT?**

Orientierungspunkte bilden den Rahmen

Diese Haltung unseren Kindern gegenüber hatten mein Mann und ich schon, als unsere Kinder klein waren. Im Lauf der Zeit entwickelt sich eine Struktur im Familienalltag mit bestimmten Orientierungspunkten und Abläufen, die für die Familie als Ganzes gut funktionieren. Sie setzen den Familienrahmen, an dem sich alle orientieren können. Sie sind natürlich bei jeder Familie unterschiedlich. Bei uns gehört es zum Beispiel zum Familienrahmen, dass wir uns nicht gegenseitig etwas wegnehmen. Wobei „etwas" wahlweise Essen, Kleidung oder Spielzeug oder – nachdem die Großen ihren Führerschein hatten – der Autoschlüssel sein kann. 😇 Auch anzuklopfen und zu warten, bis der andere „Herein!" sagt, ist Teil unseres Rahmens.

Übrigens: Stress mit der Zeit zum Abendessen gab es bei uns auch. Nachdem wir darüber gesprochen haben, kam als ideale Abendessenszeit 17.25 Uhr heraus. 😉

DER HAT MIR DEN BAGGER WEGGENOMMEN!

Streit unter Geschwistern gehört in den meisten Familien zum Alltag. Kann man das vermeiden? Wie verhalte ich mich als Mama, wenn die Kleinen sich zoffen? Und: Hat Streit unter Geschwistern auch was Gutes?

Streit gibt's immer

Ich werde manchmal gefragt, warum sich meine Kinder so gut verstehen. Und ob sie nicht auch mal streiten. Um die zweite Frage zuerst zu beantworten: Natürlich streiten meine Kinder miteinander. Alles andere wäre nicht realistisch – schon gar nicht in einer Großfamilie wie unserer. Da gibt es immer Konflikte, die ausdiskutiert werden müssen. Es ist also nicht so sehr die Frage, OB meine Kinder streiten, sondern WIE sie streiten.

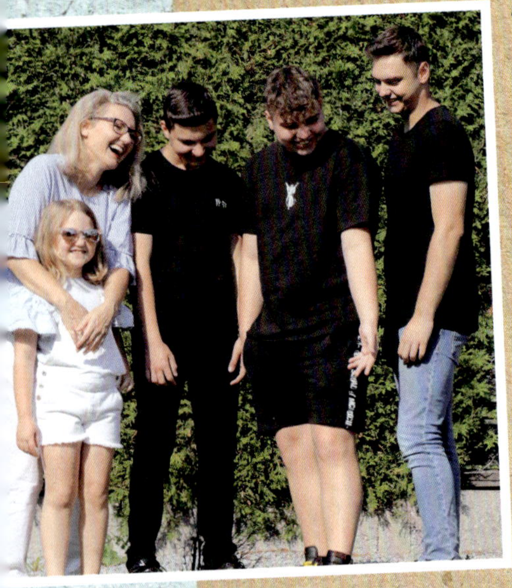

Wenn meine Kinder eine Auseinandersetzung haben, diskutieren sie. Jeder formuliert seine Meinung und sagt, warum sein Standpunkt besser ist als der andere. Aber sie akzeptieren immer die Meinung des oder der anderen. Keiner stülpt dem anderen seine Meinung über. Wenn sie am Ende nicht auf einen Nenner kommen, können sie auch das akzeptieren.

War das schon immer so? Definitiv nein. Als meine Kinder kleiner waren, haben sie oft heftig gestritten. Da ging es beispielsweise um eine Süßigkeit, die sich Kind 1 für später aufgehoben hat und die Kind 2 dann einfach genommen und gegessen hat. Pech gehabt! 😝 Oder Kind 1 wollte mitspielen, wenn die Freunde von Kind 2 zu Besuch kamen, was Kind 2 vehement abgelehnt hat.

Streiten lassen oder einmischen?

Was habe ich in diesen Situationen gemacht? Ich habe sie erst mal streiten lassen und mich nicht eingemischt. Wir Eltern neigen ja dazu, ziemlich harmoniebedürftig zu sein. Die Kinder sollen immer schön friedlich sein und nicht streiten. Aber ist das realistisch? Das Leben besteht aus Konflikten, die gelöst werden wollen. Wie sollen die Kinder lernen, als Jugendliche oder Erwachsene ihren Standpunkt selbstbewusst und sachlich zu vertreten, wenn wir Eltern von ihnen verlangen, nicht zu streiten?

Sobald der Streit jedoch eskaliert ist oder ich gemerkt habe, dass die Kinder es nicht selbst schaffen, eine Lösung zu finden, habe ich mich eingeschaltet. Wichtig war mir dabei immer, für kein Kind Partei zu ergreifen. Ich habe mich also mit den Streithähnen zusammengesetzt und versucht, die Standpunkte zu klären. Im Fall der Süßigkeit habe ich Kind 2 erklärt, dass er Kind 1 nicht einfach etwas wegnehmen kann, ohne zu fragen. Denn umgekehrt würde Kind 2 das auch nicht gut finden. Das ist dann auch zu einem Orientierungspunkt in unserem Familienrahmen geworden (s. S. 17): Wir nehmen nicht einfach die Sachen der anderen weg, sondern fragen erst, ob wir sie haben können.

Im Fall der Freunde war es etwas komplexer. Ich habe versucht, ihnen zu zeigen, sich in den anderen hineinzufühlen. Zu Kind 1: „Okay, es sind seine Freunde, nicht deine. Du musst fragen, ob du mitspielen darfst. Ich verstehe, dass du gern mitspielen möchtest, aber du musst akzeptieren, dass dein Bruder das nicht will." Zu Kind 2: „Du darfst deinem Bruder nicht böse sein, dass er mitspielen möchte. Er sieht, dass du Spaß hast, also will er auch Spaß haben." Bei uns hat das immer gut funktioniert. Je älter die Kinder wurden, desto weniger brauchten sie mich, wenn sie einen Konflikt hatten, und desto besser konnten sie miteinander reden und ihre Konflikte selbst lösen.

Der wahre Grund ist oft Eifersucht

Viele schreiben mir: „Meine Kinder streiten jeden Tag und verstehen sich gar nicht." Ja, es gibt Geschwister, die können einfach nicht miteinander. Ich frage dann oft, in welchen Situationen es zum Streit kommt. Und da zeigt sich, dass die Anlässe unterschiedlich sind, der wahre Grund aber meist Eifersucht ist. Das Gefühl, dass Mama oder Papa dem anderen Kind mehr Aufmerksamkeit, Zuneigung oder Recht geben. Diese Eifersucht kann entstehen, wenn man die Kinder vergleicht (s. S. 28): „Dein Bruder isst seinen Teller leer, ohne zu kleckern." Wenn man von dem älteren Bruder Verständnis für die kleine Schwester verlangt oder wenn man eine Entscheidung für ein Kind trifft, die für das andere Kind schlecht ist: „Lass deinen Bruder bitte mitspielen, er ist noch zu klein und versteht noch nicht, dass er nicht mitspielen darf." Dann fühlt sich das andere Kind schlecht und es können Konkurrenz und Eifersucht zwischen den Geschwistern entstehen. Es ist wichtig, dass ich jedes Kind genauso liebe und ihm genauso viel Aufmerksamkeit schenke, wie es gerade braucht.

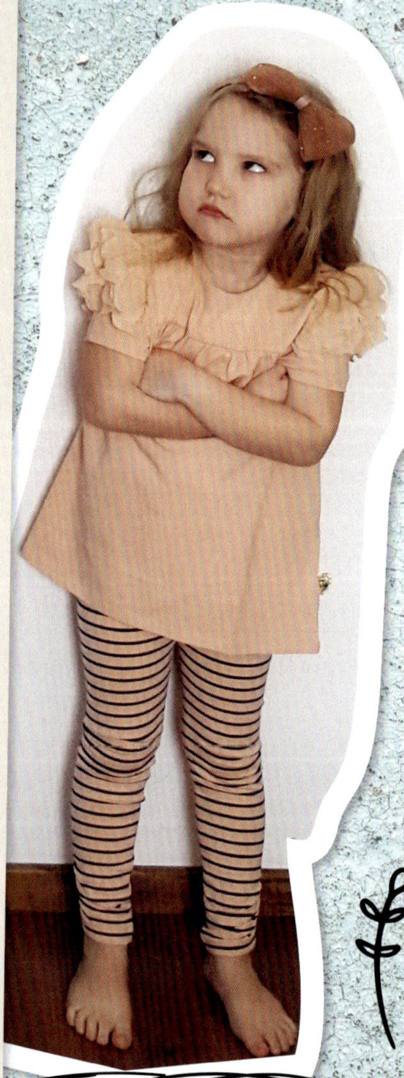

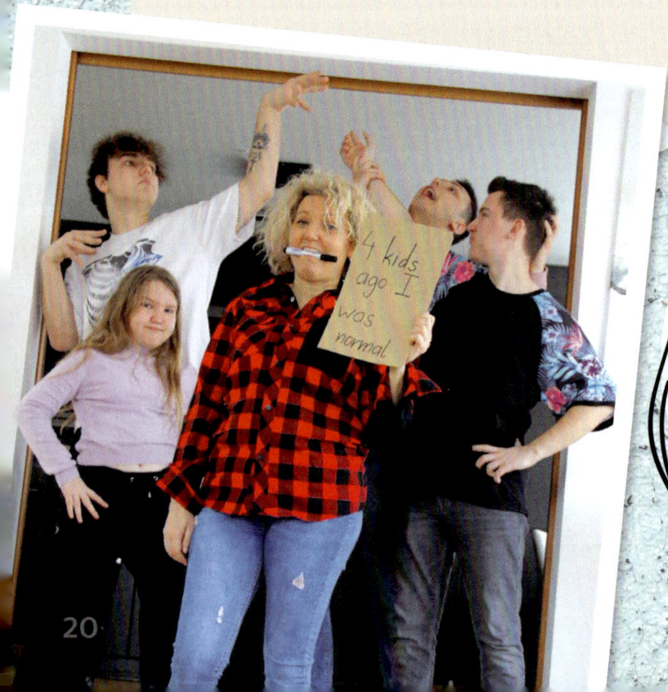

„Kinder müssen nicht mit ihren kleinen Geschwistern spielen. Ich verstehe, dass manche Eltern das wollen. Damit die Kinder lernen, sich sozial zu verhalten. Aber das lernen sie von ganz allein."

Kann man Streit vermeiden?

Manchmal können Eltern natürlich auch schauen, dass sie Streit von vornherein vermeiden. Klassisches Beispiel: Spielzeug teilen. Marie hat ein neues Spielzeug zum Geburtstag geschenkt bekommen. Ihr Bruder Max findet das Spielzeug auch toll und möchte damit spielen. Er nimmt es Marie einfach weg. Der Streit ist da. Und jetzt? Mir hat es immer geholfen, mich in die Kinder hineinzuversetzen. Wie würde ich mich fühlen, wenn ich zum Beispiel ein neues Handy hätte und mein Mann wollte es ständig benutzen, weil es viel toller ist als seins? Klar würde ich das nicht wollen. Dasselbe Gefühl haben Kinder auch. Sie wollen ihr neues Spielzeug nicht teilen!

Was also tun? Vielleicht ist es eine gute Idee, das Spielzeug zweimal zu kaufen. Oder du fragst die Kinder, wie das eine Spielzeug von beiden benutzt werden kann. Empfehlenswert ist es, das mit den Kindern auszumachen, bevor der Streit ums Spielzeug entbrannt ist. 😜 Vielleicht erlaubt Marie, dass ihr Bruder Max jeden Tag eine halbe Stunde mit ihrem Spielzeug spielt.

Freu dich, wenn dein Kind mit dir diskutiert!

Ich habe Streit meiner Kinder nie als Problem gesehen, sondern als Gelegenheit, um mit ihnen zusammen einen Weg zu finden, Konflikte durch Reden, Diskutieren, Argumentieren friedlich zu lösen. Ich habe mich dabei immer bemüht, das Problem ernst zu nehmen, unparteiisch zu sein und mit den Kindern auf Augenhöhe zu sprechen. Ich habe versucht, den Streithähnen den jeweiligen Standpunkt des anderen zu erklären, damit sich jeder in den anderen hineinversetzen kann. Und: Ich habe immer die Kinder einen Kompromiss finden lassen und nie eine Entscheidung für sie getroffen. Ich habe immer gesagt: „Okay, ihr beide habt unterschiedliche Standpunkte. Wie finden wir eine Lösung, die ihr beide akzeptieren könnt?"

Ich habe mich immer gefreut, wenn meine Kinder mit mir diskutiert und friedlich Lösungen für Konflikte gesucht haben. Denn dabei haben sie nicht nur was fürs Leben gelernt, sondern die Grundlage gelegt, dass sie sich als Geschwister gut verstehen. Und damit ist nun auch die die erste Frage beantwortet. 😉

WEM GEHÖREN DIESE SOCKEN?

Mein Lieblings-T-Shirt ist verschwunden!

Ich habe eine Hose im Schrank, die mir nicht gehört!

Wo sind meine Socken?

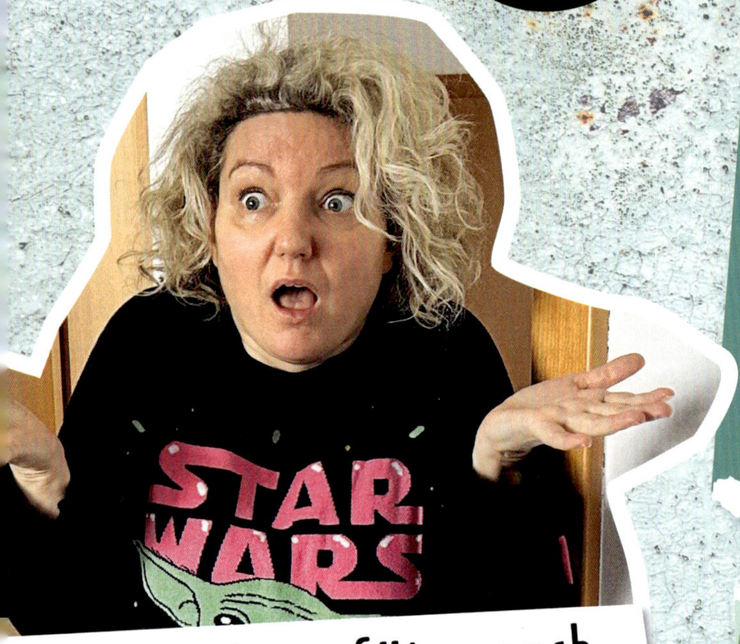

Hast du diese Sätze auch schon mal gehört?

Großfamilienwäsche ist ein Abenteuer

Eine der größten Herausforderungen in einer Familie mit mehreren Kindern ist es, nach dem Trocknen der Wäsche jedem Familienmitglied die richtigen Socken, Unterhosen und T-Shirts zuzuordnen. Bei sechs Personen wie bei uns verliert man ziemlich leicht den Überblick, wem was gehört. 🤯 Jede Woche gab es bei uns Geschrei, wenn einzelne Teile mal wieder im falschen Kleiderschrank gelandet waren.

Wir haben alles versucht: für jeden eine andere Socken- oder Unterhosenmarke, für jeden eigene Farben und Muster. Wir haben sogar die Namen in die Wäschestücke reingeschrieben. Leider hat das alles nichts geholfen. Sobald die Wäsche aus dem Trockner kam, fing das Chaos von vorne an. Eine Freundin hat mir Wäschesäcke empfohlen, in die jeder seine Socken & Co. gesammelt in die Waschmaschine gibt.

KEIN SCHLECHTER TIPP – wenn die Kinder die Säcke benutzen würden.

Selbst ist der Sohn beim Waschen

Verrückte MAMA WELT live

Kind 2: Mama, du ruinierst mir meine Klamotten beim Waschen! 😤

Ves: Das können wir vermeiden, indem du ab heute deine Sachen selbst wäschst.

Von diesem Moment an hatte mein Sohn einen Wäscheständer im Zimmer und hat sich selbst um seine Wäsche gekümmert. 😇

Wenn das Wäschesortieren mal wieder schiefgegangen ist …

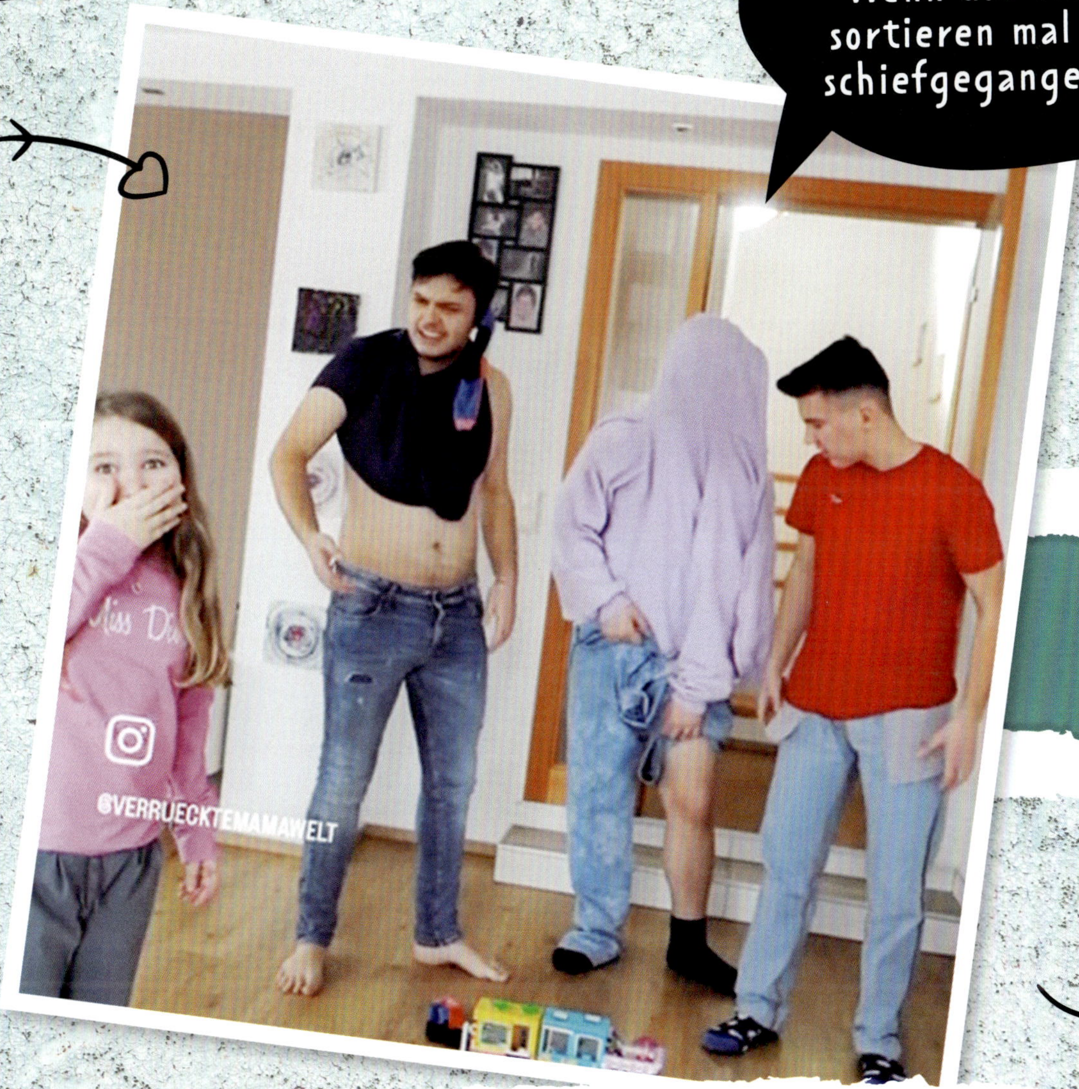

DAS ZIEHST DU NICHT AN!

Geblümter Rock zu geringelten Strumpfhosen, mit löchriger Jeans zur Hochzeitseinladung oder im T-Shirt bei minus fünf Grad in die Schule: Kinder haben oft ihre eigenen Ideen, mit welcher Kleidung sie das Haus verlassen. Zum Leidwesen von uns Eltern.

Kinder und Klamotte

„Du kannst doch nicht bei dieser Kälte im T-Shirt raus!" – „Den Pulli mit dem Fleck vorn ziehst du bitte nicht für die Geburtstagsfeier von Oma an!" – „Die neue Hose geht nicht auf den Spielplatz!" – Wie oft fallen solche Sätze be euch zu Hause? Kinder und Klamotten sind ein Thema, das Eltern manchmal auf die Palme bringt. Kinder wollen selbst bestimmen, was sie tragen. Und Eltern finden die Wahl oft nicht gut – aus optischen Gründen oder weil das Outfit nicht ans Wetter oder die Jahreszeit angepasst ist. Der Klassiker: Minirock oder Shorts im Winter und Lieblingsteile, die die Waschmaschine nie von innen sehen dürfen. 😝

Der Kinderkleiderschrank – Kampfzone oder Komfortzone?

Um Diskussionen vor dem Kleiderschrank zu vermeiden, hatte ich immer einen Trick. Es gab in den Kleiderschränken unserer Kinder zwei Schubladen: eine mit Kleidung für den Kindergarten oder die Schule und eine mit Kleidung für besondere Anlässe wie Geburtstagsfeiern oder wenn wir mal eingeladen waren. In den Kleidern für Kita und Schule war auch mal ein Loch drin oder ein Fleck drauf, der nicht mehr rausging. Beim Toben, Spielen und Klettern auf dem Schulhof oder Spielplatz war das egal. Die „schöne" Kleidung war meist neu und tipptopp in ordnung. Wenn es nun ans Anziehen ging, durften sich die Vier je nach Anlass aus der jeweiligen Schublade was aussuchen. Wenn wir eingeladen waren, habe ich zum Beispiel immer nur gesagt: „Bitte such dir was aus der ‚schönen' Schublade raus." Ich wusste, da sind nur Sachen drin, die keine Flecken oder Löcher hatten. ob sie dann das rote, grüne oder lila Shirt rausgenommen haben, war mir egal – solange es zum Wetter passte. 😅

Schubladentrick für jede Jahreszeit

Welche Mama kennt's?

Es gibt eine Eigenschaft, die fast alle Kinderkleiderschränke haben: Sie sind zu voll! Welche Mama kennt's?

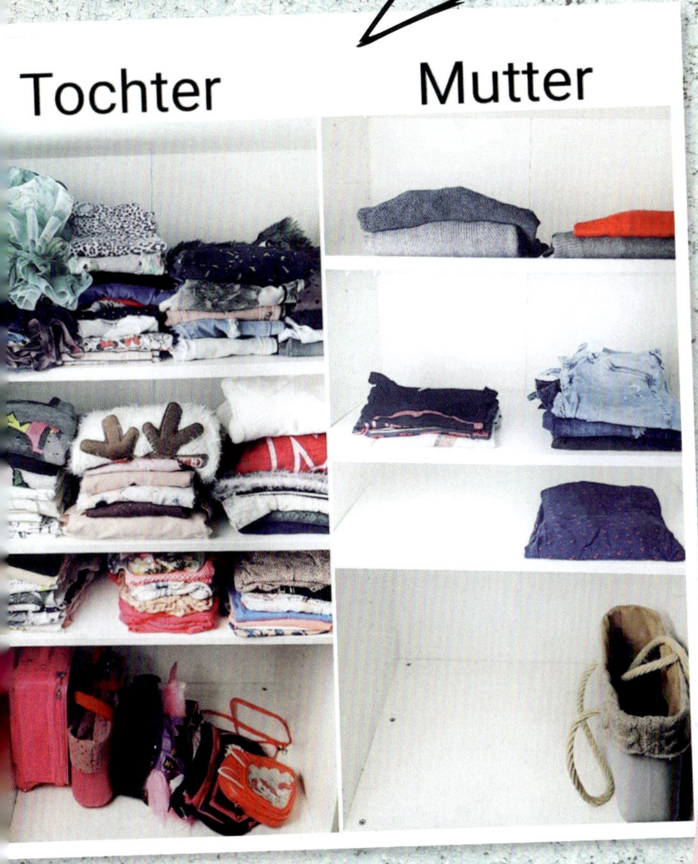

Und dass die Kleidung zum Wetter passte – dafür hatte ich auch einen Trick: Jedes Jahr im Frühjahr und im Herbst habe ich die Kleidung der gerade vergangenen Jahreszeit aus den Schubladen rausgenommen und die für die kommende reingelegt. Im Winter gab es keine kurzen Hosen in der Schublade, im Sommer keine Wollpullover. So konnten die Kinder immer selbst bestimmen, was sie angezogen haben. Oft hab ich meine Kinder auch gefragt: Was geben wir für den Sommer oder den Winter weg? So fühlten sie sich nicht übergangen, wenn sie das Lieblings-T-Shirt im Winter vermisst haben. Auf diese Art habe ich die „Kampfzone" Kinderkleiderschrank für mich in eine Komfortzone verwandelt.

Wenn Kinder immer dieselbe Hose anziehen wollen

Manchmal gibt es aber auch Kinder wie mein Kind 2: Er hatte eine Lieblingshose, die er immer und überall anhatte: in der Schule, in der Freizeit, am Wochenende, bei Geburtstagsfeiern, auf Hochzeiten. Okay, warum nicht?

SCHAU NICHT, WAS DEIN BRUDER KANN!

Ich bekomme auf Instagram oft die Frage gestellt: Warum harmonieren deine Kinder untereinander so gut? Warum gibt's da keine Eifersucht, keine Konkurrenzkämpfe? Vielleicht, weil wir versucht haben, unsere Kinder nicht zu vergleichen.

Wir sind jetzt zu dritt – komm klar damit!?

Stell dir vor, du kommst nach Hause und dein Mann oder deine Frau sagt zu dir: „Ich hab einen neuen Partner, den liebe ich genauso wie dich, wir sind jetzt zu dritt. Komm damit klar!" Wie würdest du reagieren? Ich vermute, es würde dir nicht so gut gefallen. Vielleicht wärst du traurig. Oder wütend. Bestimmt aber wärst du eifersüchtig auf den neuen Menschen im Leben deines oder deiner Liebsten. Ich habe mir genau diese Situation vorgestellt, als ich mit Kind 2 schwanger war. Ich habe mich gefragt: Wie geht es meinem Sohn, der mich und meinen Mann fast zwei Jahre lang für sich allein gehabt hat und uns nun mit einem Bruder teilen muss? Dass er eifersüchtig sein würde, fand ich da eine völlig natürliche Reaktion. Was habe ich also getan? Als mein Bauch immer runder wurde, habe ich begonnen, mit meinem Sohn über den neuen Menschen, der bald in unsere damals noch kleine Familie kommen würde, zu sprechen. Ich habe ihm erklärt, dass der Kleine ihn nicht wegdrängen und dass er immer der Erste sein würde.

Erst kommt der Große dran

Als Kind 2 auf der Welt war, haben wir das auch praktisch umgesetzt. Wenn ein Baby im Haus ist und Oma und Opa oder Freunde kommen, stürzt sich in vielen Familien erst mal jeder auf das Baby. 😍 Wie furchtbar für das ältere Kind oder die älteren Kinder! Das neue Familienmitglied ist scheinbar interessanter als sie! Ich wollte nicht, dass sich mein Großer übergangen fühlt. Also haben wir Folgendes gemacht: Wenn Oma und Opa oder Freunde zu uns kamen, haben wir sie nie sofort zum Baby gelassen. Immer haben sie zuerst den Großen begrüßt und eine Zeit lang mit Kind 1 gespielt. Erst danach durften sie das Baby sehen. Nach der Geburt von Kind 3 und 4 haben wir das genauso gemacht.

Und immer wenn ein neues Geschwisterchen dazukam, haben mein Mann und ich das mit dem oder den Großen richtig gefeiert. Die Kinder haben dann ein Geschenk bekommen und wir haben ihnen dazu gratuliert, dass sie nun „großer Bruder" sind.

„Ich will zuerst!“

In Familien mit mehreren Kindern gibt es zwischen den Kindern oft Streit, wer bestimmte Dinge zuerst bekommt oder machen darf. Wer kriegt beim Mittagessen als Erstes seinen Teller hingestellt? Wer putzt morgens zuerst Zähne? Wer bekommt zuerst einen Gute-Nacht-Kuss von Mama oder Papa? Gerade in einer Großfamilie können nicht alle Kinder zur gleichen Zeit drankommen. Wir hatten früher nur ein Waschbecken im Bad, brauchten also eine pragmatische Lösung, wer wann seine Zähne putzt.

Um Chaos, Streit, Konflikte oder Konkurrenzkämpfe zwischen den Kindern zu vermeiden, gab es von Anfang an eine feste Reihenfolge. Der Älteste kam immer zuerst dran, dann Kind 2, Kind 3 und zum Schluss Kind 4. Natürlich hätten wir diese Reihenfolge auch beliebig anders gestalten können. Für uns hat es so aber gut funktioniert. Beim Mittagessen war also klar, dass Kind 1 seinen Teller zuerst bekommt und Kind 4 zuletzt. So gab es nie Geschrei. Für die Kinder bedeutete das Entspannung, weil alle Abläufe im Alltag vorhersehbar wurden. Die Kinder wussten: okay, ich komme dann und dann dran, ich muss nicht darum kämpfen. Und wenn ein Kind aus Versehen außerhalb der üblichen Folge an die Reihe kam, gab es lautstarke Proteste: „Aber Mama, ich bin doch noch gar nicht dran!“ 😂

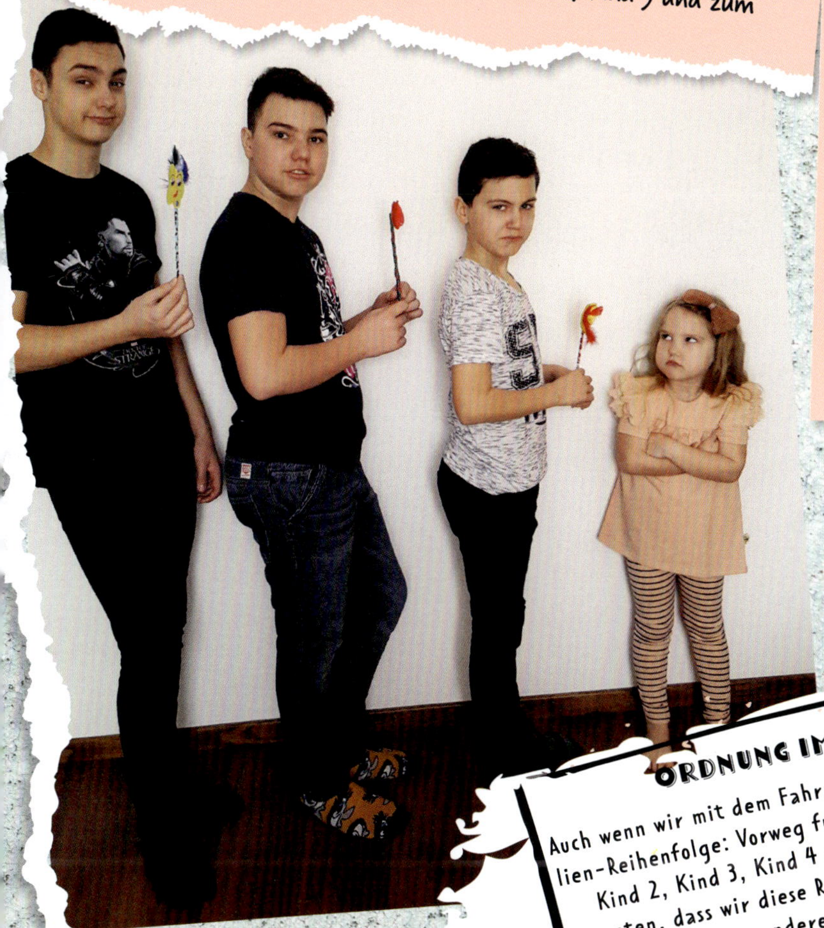

Ordnung im Straßenverkehr

Auch wenn wir mit dem Fahrrad unterwegs waren, galt unsere Familien-Reihenfolge: Vorweg fuhr immer der Papa, dann kamen Kind 1, Kind 2, Kind 3, Kind 4 und zum Schluss die Mama. Die Kinder wussten, dass wir diese Reihenfolge einhalten und auf der Straße keiner den anderen überholen durfte. So konnten wir gefährliche Verkehrssituationen vermeiden.

Jedes Kind ist anders gut

„Schau mal, deine Schwester kann das schon ganz allein, obwohl sie jünger ist als du." oder: „Du bist der Ältere, du musst das schon können!" Ich kenne solche Vergleiche von früher, mein Mann auch. Wie frustrierend das ist, kann ich heute spüren, wenn ich mir vorstelle, dass mein Mann zu mir sagen würde: „Mensch, Ves, ich finde, dass deine Freundin Annika besser kochen kann und überhaupt alles viel besser macht als du." Wie schlecht und eifersüchtig würde ich mich da fühlen?! Und was denken Kinder, wenn sie so etwas hören? Vielleicht: Ich brauch mich gar nicht anzustrengen, meine Schwester kann sowieso alles besser als ich. Vielleicht versuchen sie, so zu sein wie die gelobte Schwester, und verlernen dabei, so zu sein, wie sie wirklich sind. Vielleicht entwickeln sie kein gutes Selbstwertgefühl und sind ihr Leben lang eifersüchtig auf ihre Geschwister, die vermeintlich alles besser konnten.

Ich habe deshalb immer versucht, meine Kinder nicht zu vergleichen und zu akzeptieren, dass jedes Kind anders ist. Das eine Kind ist sportlich, dem anderen fällt die Schule leicht, das dritte ist musikalisch talentiert, das vierte malt besser. Ich hab meine Kinder immer für das gelobt, was sie gut konnten, und ihnen gesagt: „Du musst nicht so sein wie dein Bruder oder deine Schwester. Er oder sie kann das besser als du, aber dafür bist du besser in etwas anderem."

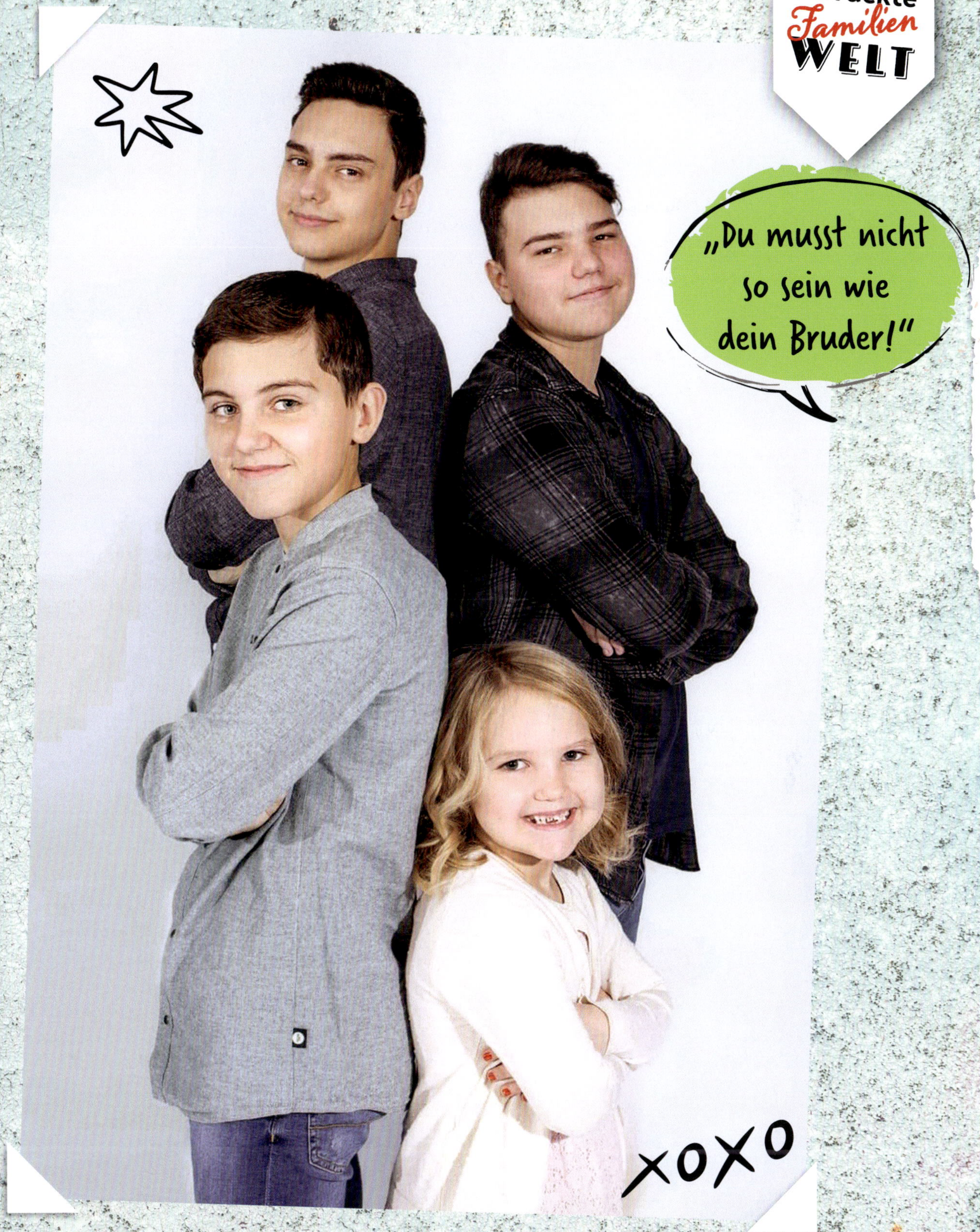
„Du musst nicht so sein wie dein Bruder!"
xoxo

DAS ESSEN SCHMECKT DEM PUBERTIER

Wie bringen wir unsere Kinder dazu, gesund zu essen? Eine Frage, die sich viele Eltern stellen. Ich auch.

Sie finden in jedem Essen das Gemüse

Ich gebe zu, ich habe es versucht. Ich habe ausgewogene Mahlzeiten mit viel Gemüse gekocht und meinen Kindern serviert. In jedem Alter. Als sie klein waren, als sie Teenager waren. Das Ergebnis: Meine Kinder finden keine Socken im Schrank, aber dafür jedes Mikrogramm Gemüse im Essen. Allzu gesunde Zutaten werden gnadenlos rausgepickt. Da nützt auch Pürieren nichts. Sie schmecken selbst da noch die Karotten raus. 😅

Wenn du mich also nach einem Tipp fragst, wie du deine Kinder dazu bringst, gesund zu essen: Ich habe leider keinen. Ich habe es aufgegeben und koche einfach, was meinen Kindern schmeckt. Das ist mal deftige Hausmannskost, mal was Gesundes, mal auch was Ungesundes. Unsere Lieblingsrezepte findest du ab Seite 90.

XOX

Dieser Moment …

… wenn du in der Küche stehst und für die Familie ein gesundes Essen kochst – und dein Pubertier-Sohn schiebt sich eine Tiefkühlpizza in den Ofen. 😏

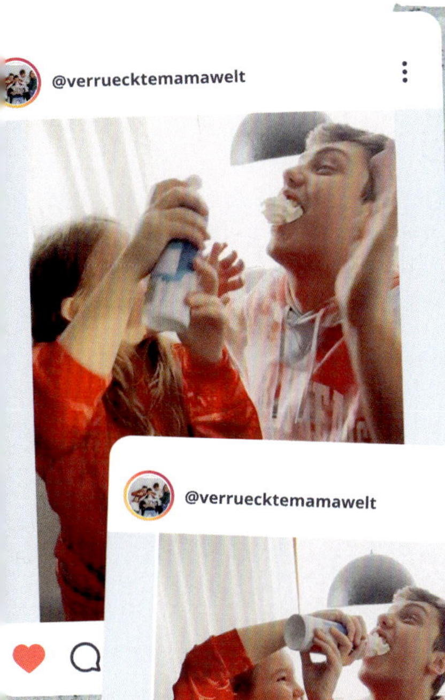

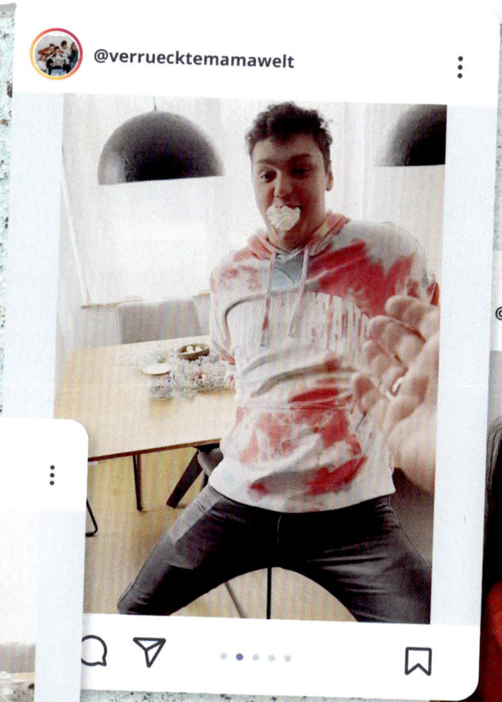

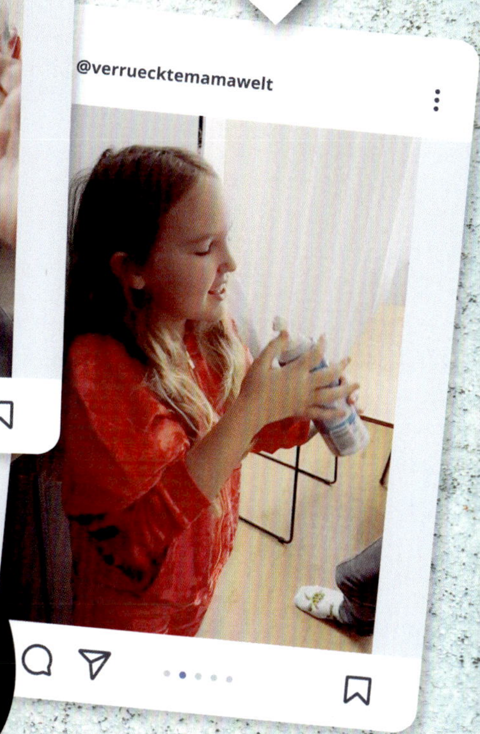

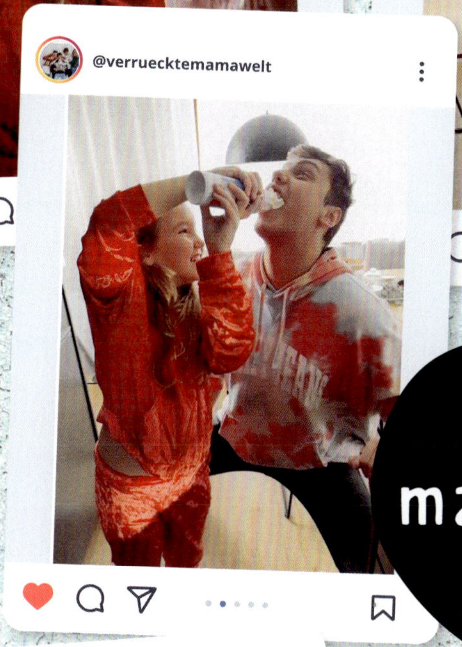

So isst man Schlag bei uns

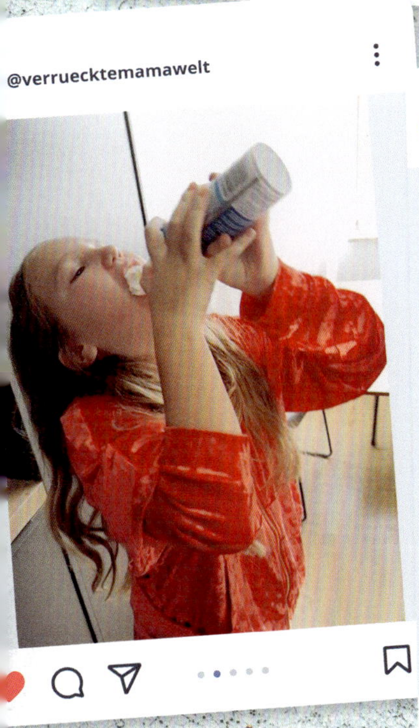

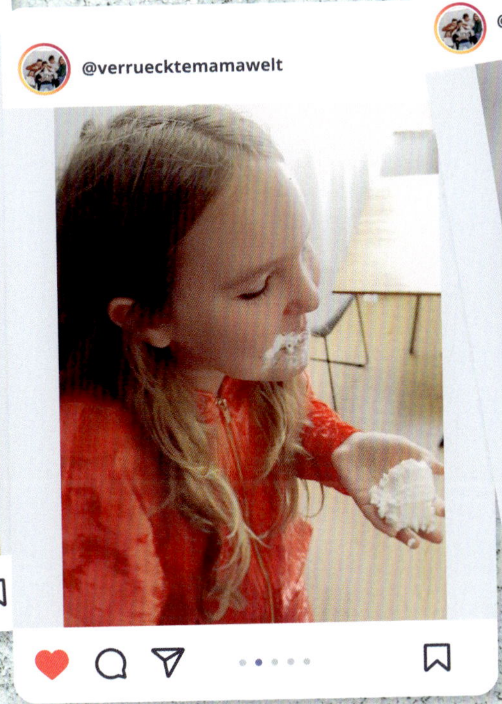

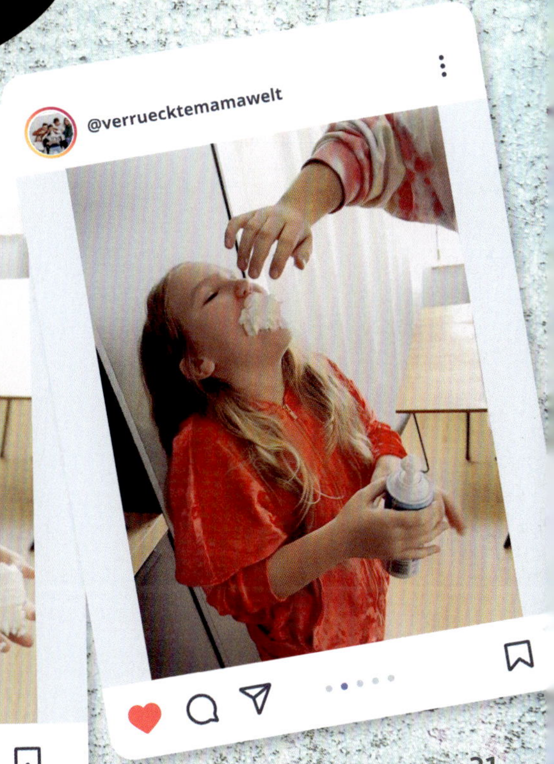

ICH WILL MEINE KINDER NIE ANLÜGEN!

Ich habe mir als Mama vorgenommen, meine Kinder nie anzulügen. 😇

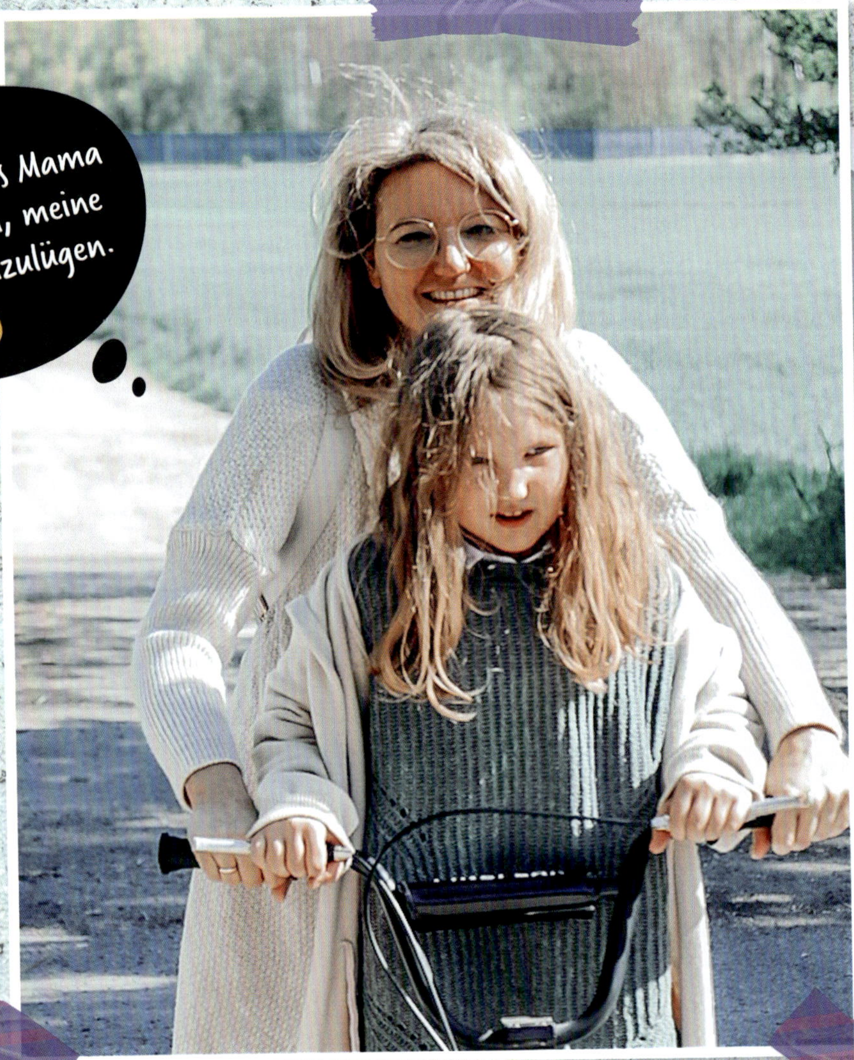

Und dann kamen der Osterhase, der Weihnachtsmann, die Zahnfee … 😯

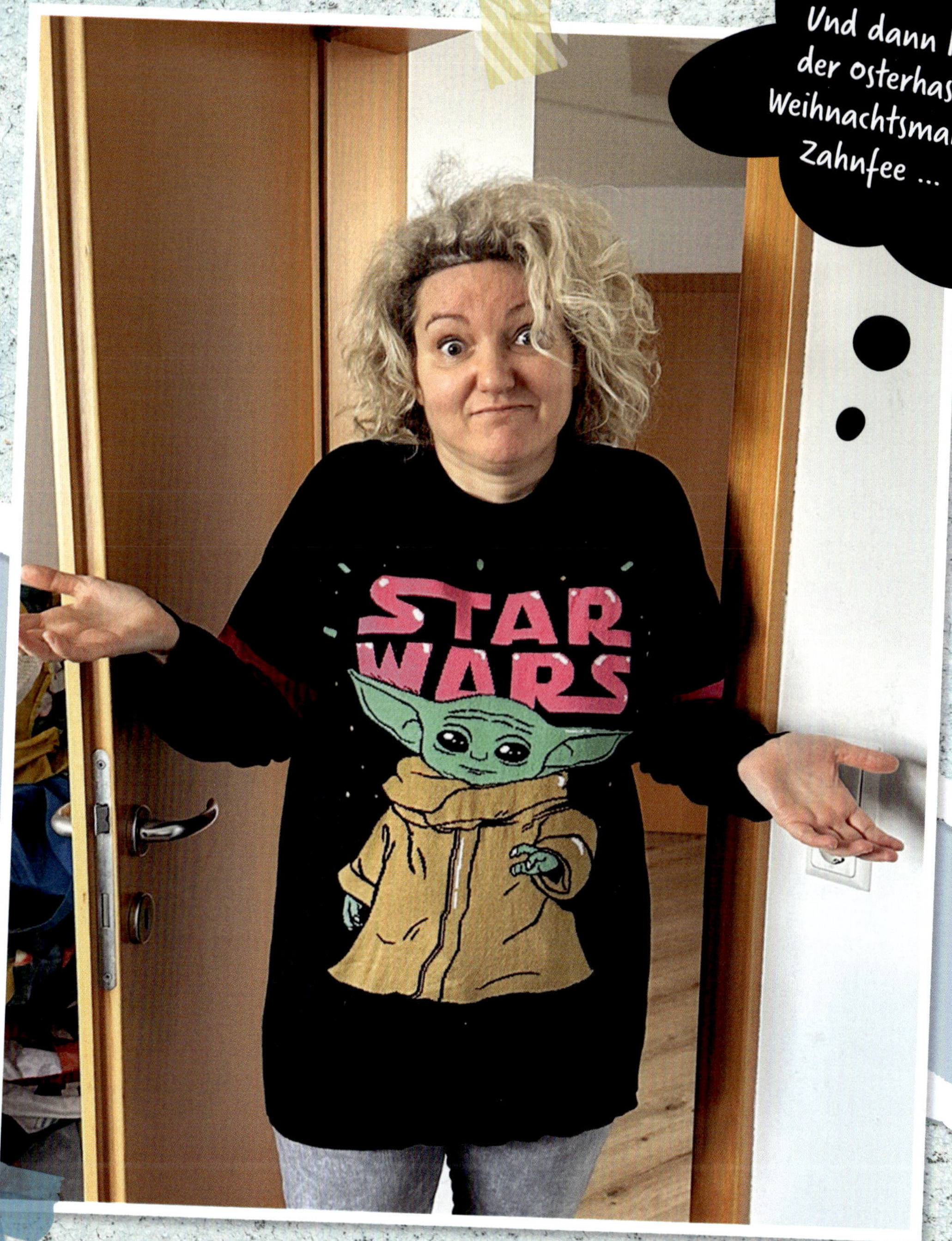

EIN NEIN IST EIN NEIN. ODER DOCH NICHT?

„Mamaaaaaa …!“

Was tun, wenn die Kinder etwas tun, das ich nicht will? Setze ich ihnen Grenzen oder lasse ich sie machen?

Kennst du das auch: Deine Freundinnen sind zu Besuch und du freust dich, mit ihnen in Ruhe bei einer Tasse Kaffee quatschen zu können. Leider hast du die Rechnung ohne deine Kinder gemacht. Die kommen nämlich alle zehn Minuten reingeschneit: „Mama, ich hab Hunger (wahlweise Durst)“! – „Mama, ich kann mein Kuscheltier nicht finden!“ – „Mama, ich muss mal auf die Toilette!“ – „Mama, kannst du mir mal helfen?“ – Wie reagierst du? Gehst du auf die Wünsche ein? Oder bist du genervt und schickst die Kinder zurück in ihr Zimmer? In beiden Fällen werden Bedürfnisse nicht befriedigt. Im ersten Fall dein Bedürfnis, ungestört mit deinen Freundinnen Zeit zu verbringen. Im zweiten Fall das Bedürfnis deiner Kinder nach Essen, Trinken oder einfach Aufmerksamkeit. Was tun?

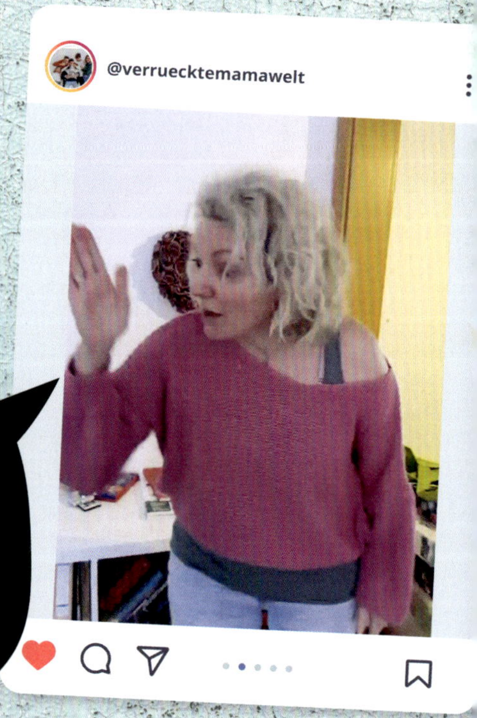

Ich will heute kein ‚Mama!‘ mehr hören!

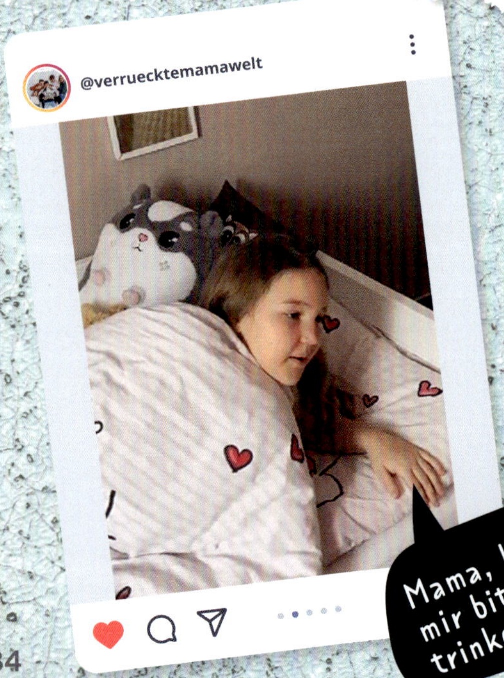

Mama, kannst du mir bitte was zu trinken holen?

Alle Bedürfnisse sind wichtig – auch die von Mama und Papa

Ich finde es wichtig, dass in einer Familie die Bedürfnisse aller Familienmitglieder respektiert werden. Und damit meine ich sowohl die der Kinder als auch die von Papa und Mama. Als Eltern nehmen wir die Bedürfnisse unserer Kinder wahr und versuchen, sie angemessen zu befriedigen. Aber auch wir Eltern haben Bedürfnisse. Und die kollidieren manchmal mit denen der Kinder – siehe oben. Wenn das der Fall ist, sollte ich Grenzen setzen und das dem Kind erklären. Das Kind muss sich in die Situation hin-
inversetzen können. Ich sage nicht: „Du störst, geh bitte in dein
immer.“ Stattdessen kann ich sagen: „Ich möchte in Ruhe mit
einen Freundinnen reden. Du willst ja auch nicht, dass ich stän-
g in dein Zimmer komme, wenn du gerade mit deinem Freund
er deiner Freundin spielst.“ Wenn ich dem Kind meine Bedürf-
se erkläre, kann es mich verstehen. Bei Kind 4 verbinde ich die
lärung oft mit einem kleinen Kompromiss, weil ich weiß, dass sie gern dabei ist, wenn meine Freundinnen da sind. Also sage ich vorher: „Ich weiß, du magst gern dabeisitzen, wenn meine Freundinnen kommen. Ich freue mich aber, wenn meine Freundinnen heute mal nur Zeit für mich haben und ich mit Erwachsenen quatschen kann. Du darfst fünf Minuten kommen und deinen Kakao mit uns trinken. Und dann gehst du wieder.“ Und das tut sie dann auch bereitwillig.

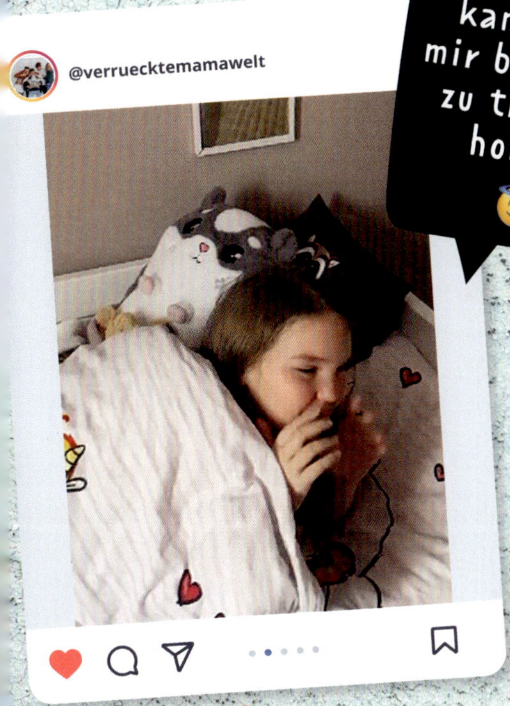

Frau Schmidt, kannst du mir bitte was zu trinken holen?

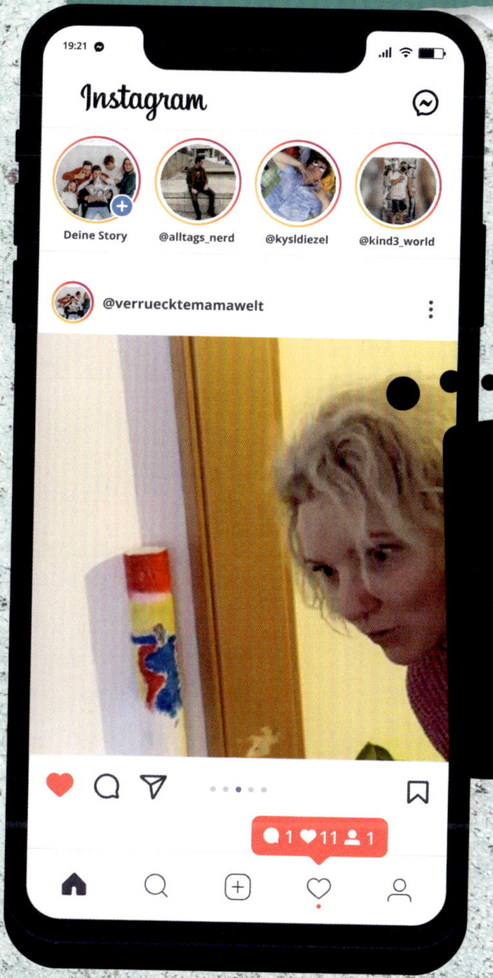

Du darfst 30 Minuten fernsehen

Den Kindern Grenzen zu setzen, ist nicht immer einfach. Vor allem beim Fernsehen kommt es in vielen Familien zu Diskussionen. Wir Eltern sagen: „Du darfst eine halbe Stunde fernsehen, dann machst du aus." oder: „Du darfst bis 19 Uhr fernsehen, dann essen wir." Und beim Ausschalten gibt's dann Stress. Warum? Die Folge der Lieblingssendung dauert nicht 30, sondern 45 Minuten. Oder sie ist nicht um 19 Uhr zu Ende, sondern erst um 19.10 Uhr. Wir verlangen, mittendrin abzuschalten, wenn's am spannendsten ist. Das will keiner! Mein Tipp: Fühl dich hinein. Stell dir vor, du schaust gerade einen Film, bist total eingetaucht in die Geschichte, und dann kommt dein Mann oder deine Frau und schaltet den Fernseher aus. Das geht gar nicht, oder? Der Stress lässt sich vermeiden, wenn das Kind nach dem Ende der Sendung abschalten kann. Dann esst ihr eben zehn Minuten später. Auf dem früheren Abschalten zu beharren, bringt nichts. Denn die Diskussion, die darauf folgt, dauert erfahrungsgemäß länger als zehn Minuten. 😜

Familie bedeutet, dass JEDER wertgeschätzt wird. Die Mama auch.

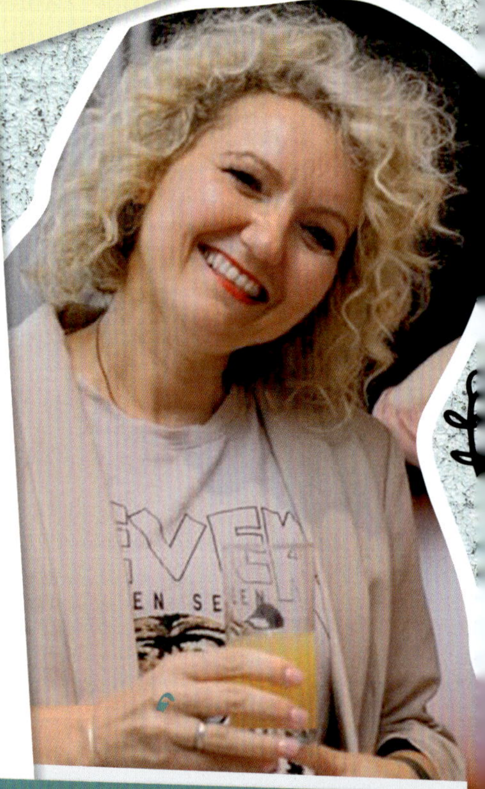

In zehn Minuten gehen wir ...

Eine ähnliche Situation gibt es in vielen Familien, wenn man Freunde besucht und aufbrechen möchte, die Kinder aber noch ins Spiel vertieft sind und sich nicht verabschieden wollen. Ich habe meinen Kindern dann immer schon zehn Minuten vor der Abfahrt angekündigt: „Wir fahren in zehn Minuten. Passt das für euch?" Manchmal wollten sie noch fünf Minuten länger spielen. Für mich war das in Ordnung. Ich habe meinen Kaffee dann einfach langsamer ausgetrunken und zu der vereinbarten Zeit waren die Kinder bereit zum Gehen.

Muss ich ein schlechtes Gewissen haben, wenn ich mal meine Ruhe haben will?

Ich finde, wenn ich mal meine Ruhe haben möchte, darf ich meinen Kindern das auch ganz klar sagen. „Ich möchte jetzt für eine halbe Stunde nicht gestört werden." Das hat nichts mit Egoismus zu tun. Und ein schlechtes Gewissen muss ich schon gar nicht haben. Das Kind lernt vielmehr: Wenn ein anderer Mensch ein Bedürfnis hat, muss ich darauf Rücksicht nehmen. Wie soll das Kind sonst lernen, dass es zum Beispiel in der Schule oder in der Freundesgruppe nicht Dinge tun kann, die andere Kinder nicht möchten? Kinder können das nur lernen, indem wir Eltern ihnen zeigen: Stopp, hier ist meine Grenze und ich möchte das nicht. Als Eltern müssen wir authentisch bleiben. Ich muss nicht immer machen, was mein Kind möchte.

„Mit Kindern zu reden ist der Schlüssel."

Nein. Oder doch lieber Ja?

Wenn ich einmal Nein sage, sollte ich auch beim Nein bleiben. Es geht nicht, dass man Nein sagt und dann nachgibt, wenn die Kinder nur lang genug nörgeln. Wenn die Kinder lernen, dass ein Nein auch ein Ja sein kann, fangen die Probleme erst an. Daher hab ich mir immer vorher schon überlegt, auf welches Nein ich nicht verzichten kann. Und bei welchen Situationen mir ein Nein nicht so wichtig ist.

Ein Nein auf der Straße habe ich beispielsweise immer durchgesetzt. Denn da kann es schnell gefährlich werden. Da gibt es keine Diskussion, denn ich muss mein Kind ja schützen. Wenn ich ihm erkläre, warum ich Nein sage, kann es das Nein auch verstehen und vielleicht leichter akzeptieren. In Situationen, wo mir eine bestimmte Entscheidung nicht so wichtig ist, muss ich mein Nein nicht unbedingt durchsetzen. Wenn das Kind statt diesen Schuhen lieber die anderen Schuhe will, weil die schöner sind – ja, dann ist es halt so! 🤷‍♀️😜

ABER ERST MACHST DU HAUSAUFGABEN!

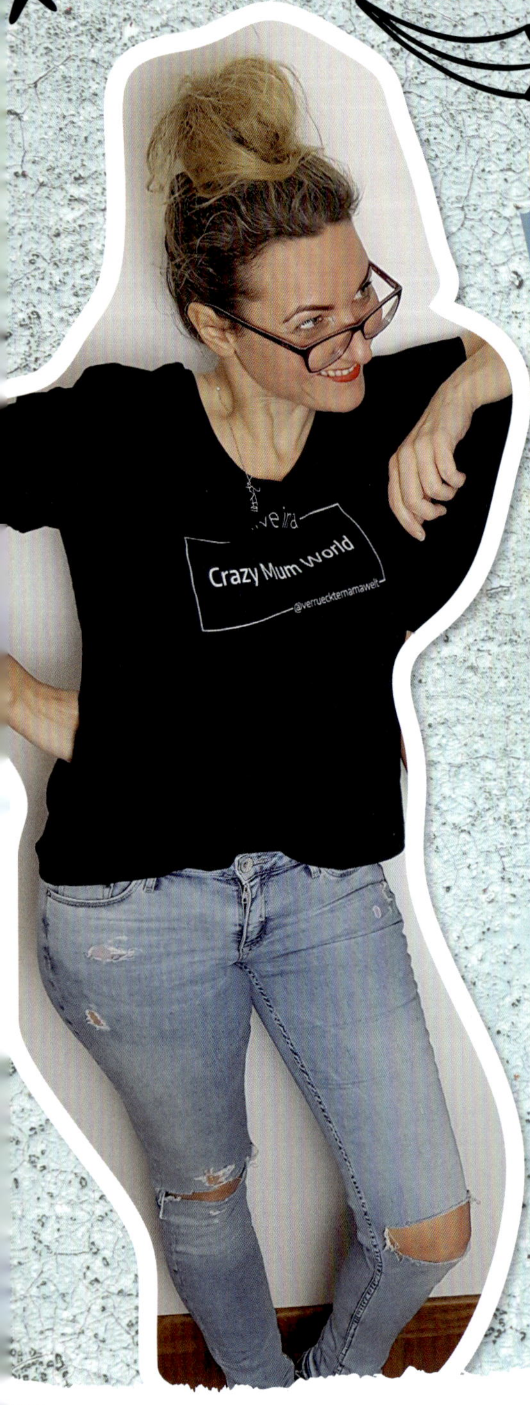

Wann machen deine Kinder Hausaufgaben: Sofort nach der Schule? Oder dürfen sie erst spielen? Oder fernsehen? Auch hier müssen die Regeln, wann Hausaufgaben gemacht werden, zum jeweiligen Kind und zur Familie passen.

Mir war es immer wichtig, dass die Kinder ihre Hausaufgaben erledigt haben, bevor mein Mann nach Hause kommt. Mein Mann hat die Hausaufgaben dann immer kontrolliert und mit allen Kindern gelernt, wenn das notwendig war. Wenn die ganze Familie am Abend zusammen war, wollte ich nicht, dass diese Zeit durch das Hausaufgabenmachen oder Lernen gestört wird. Das war die einzige Regel, die ich mir für mich zu dem Thema aufgestellt habe. Bei allem anderen hab' ich geschaut, wie es individuell für meine Kinder passt.

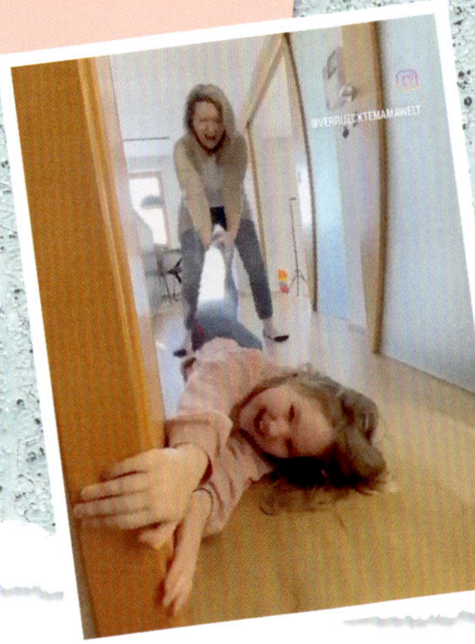

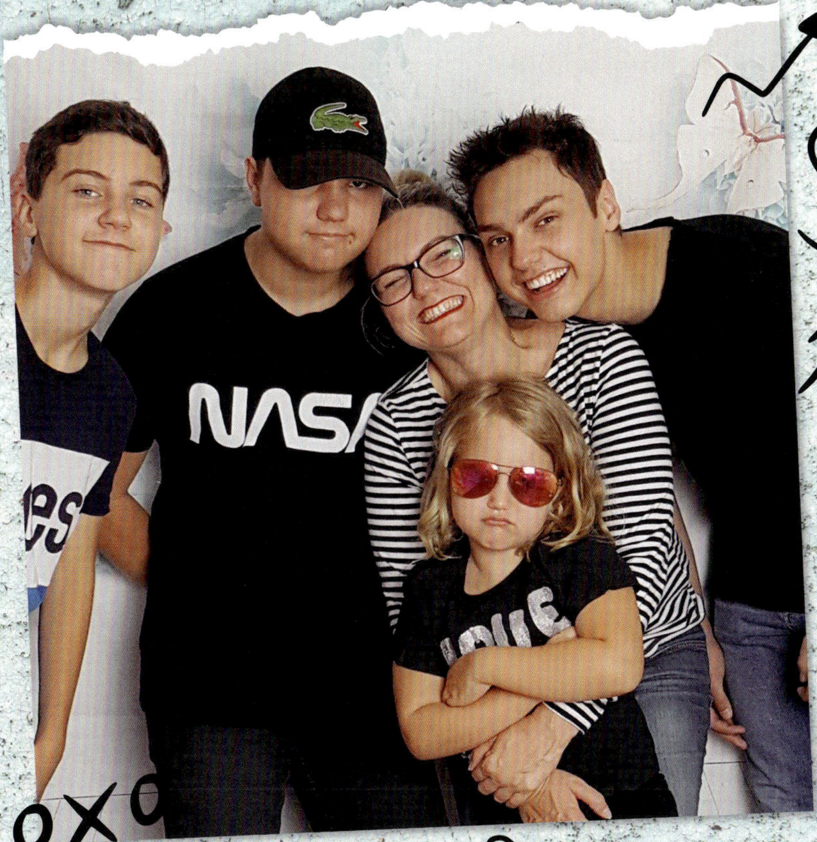

Kind 1 hat seine Hausaufgaben immer sofort nach dem Mittagessen gemacht. Kind 2 hätte das nie getan. Für den Rebell wäre es das Schlimmste gewesen. Also hab' ich ihn gefragt: Was ist die beste Zeit für dich zum Hausaufgabenmachen? Um drei Uhr, war die Antwort. Also haben wir drei Uhr als Hausaufgabenzeit vereinbart.

Er durfte nach dem Mittagessen erst eine Zeit lang Fernsehen schauen und spielen und hat sich danach an die Hausaufgaben gesetzt. Das Schöne daran: Die Vereinbarung wurde ihm persönlich gerecht und die Diskussionen, die ich mit ihm vorher ständig hatte, haben aufgehört. Immer, wenn er keine Hausaufgaben machen wollte, konnte ich ihn auf „seine" vereinbarte Wunschzeit hinweisen.

xoxo

Wozu Mathe lernen?

Kind 4: Mama, ich brauch kein Mathe lernen. Ich hab ein Handy. Heutzutage kann man alles ins Handy eingeben.

Ich: Und wenn du die Zahlen nicht kennst – wie willst du sie dann ins Handy eintippen?

Kind 4: Wozu gibt's Siri?

Verrückte MAMA WELT live

Die richtige Zeit für Hausaufgaben

Es ist verständlich, dass man als Mama oder Papa alle Kinder zum Hausaufgabenmachen an einem Tisch haben und alles in einem Aufwasch erledigen möchte. Wenn die Kinder nacheinander die Hausaufgaben erledigen, kostet das viel Zeit. Anfangs habe ich auch versucht, dass alle Kinder gemeinsam Hausaufgaben machen. Aber weil Kind 2 nicht zu dieser Zeit Hausaufgaben machen wollte und genörgelt hat und ich mit ihm diskutieren musste, konnte ich mich auf die anderen Kinder gar nicht konzentrieren. Manchmal hat sich das viele Stunden hingezogen, bis alle ihre Hausaufgaben gemacht hatten. Jedes Kind ist anders. Und manchmal ist die Zeit, zu der die Geschwister Hausaufgaben machen, einfach nicht die richtige.

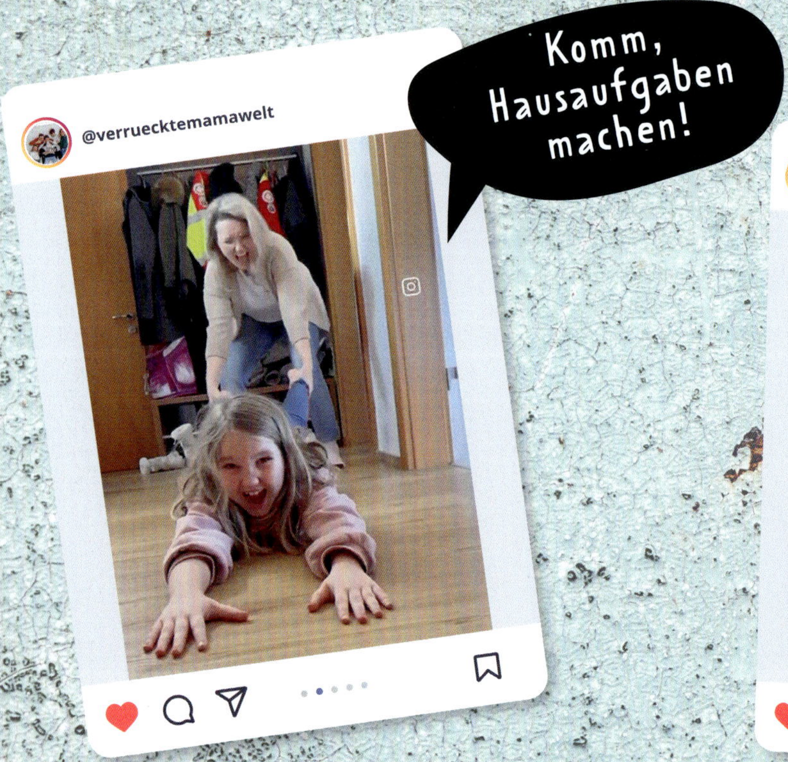

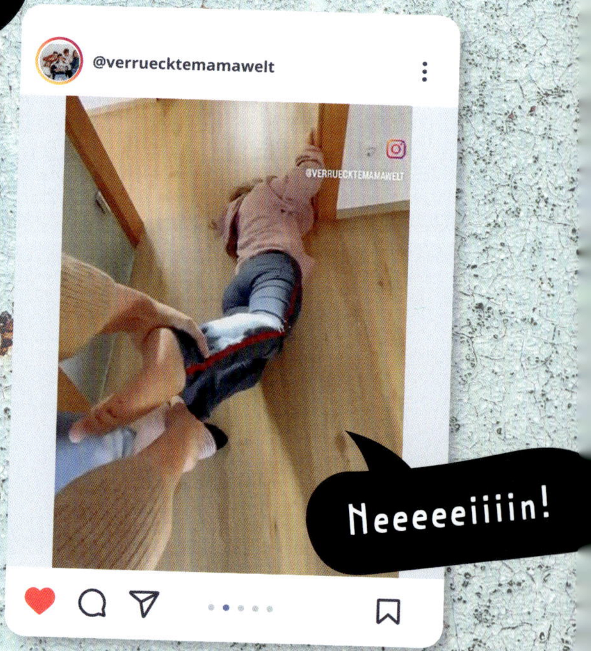

Hol dir Hilfe!

Viele Eltern haben aber auch Stress, weil ihre Kinder gar keine Hausaufgaben machen möchten. Oder weil die Kinder mit den Eltern einfach keine Hausaufgaben machen können. Das war bei mir als Kind auch so. Ich konnte mit meinen Eltern einfach keine Hausaufgaben machen. Immer gab es Stress und Diskussionen. Da hat meine Mama einfach die Frau ihres Cousins gebeten, mir zu helfen. Und das hat geklappt.

Mein Tipp: Hol dir Hilfe. Es muss nicht immer eine teure Nachhilfe sein. Vielleicht gibt es eine Tante oder einen Onkel, Cousin oder Cousine oder einfach einen Freund oder eine Freundin, die einspringen können? Vor allem für Alleinerziehende ist es oft eine Entlastung, wenn sie sich Hilfe holen. Denn ich weiß, dass viele Mütter und Väter beim Thema Hausaufgaben an ihre Grenzen kommen.

„Wir Mütter und Väter sind keine Lehrer. Wir haben es nicht gelernt, Kindern Mathe oder Englisch zu erklären."

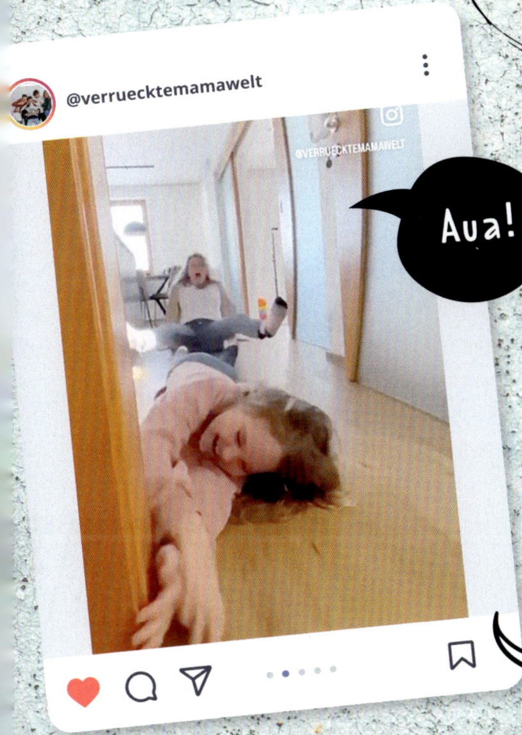

Aua!

Welche Mama kennt's?

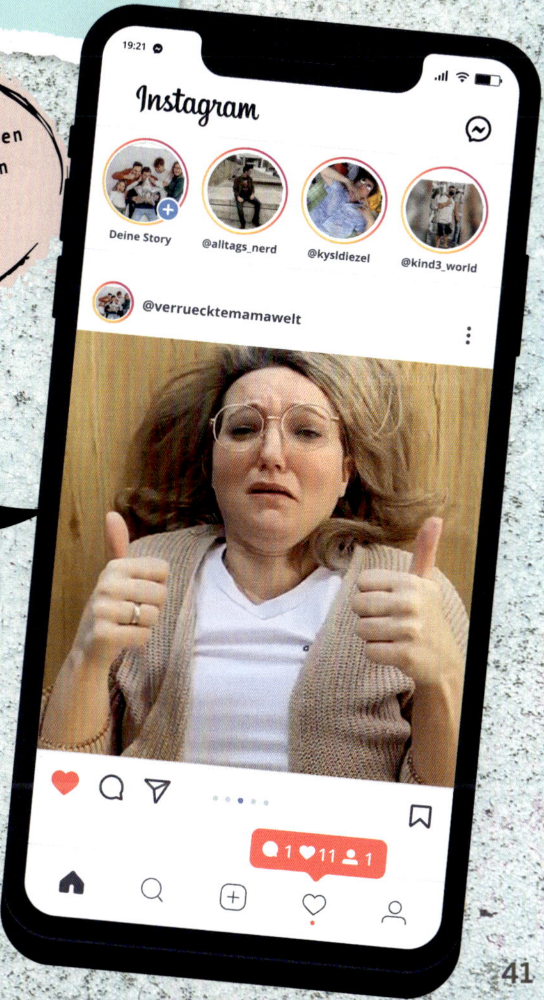

ICH HAB 'NE 5 IN MATHE

Wie wichtig ist es dir, dass deine Kinder gute Noten nach Hause bringen? Stresst dich eine 5? Oder sind dir die Noten egal?

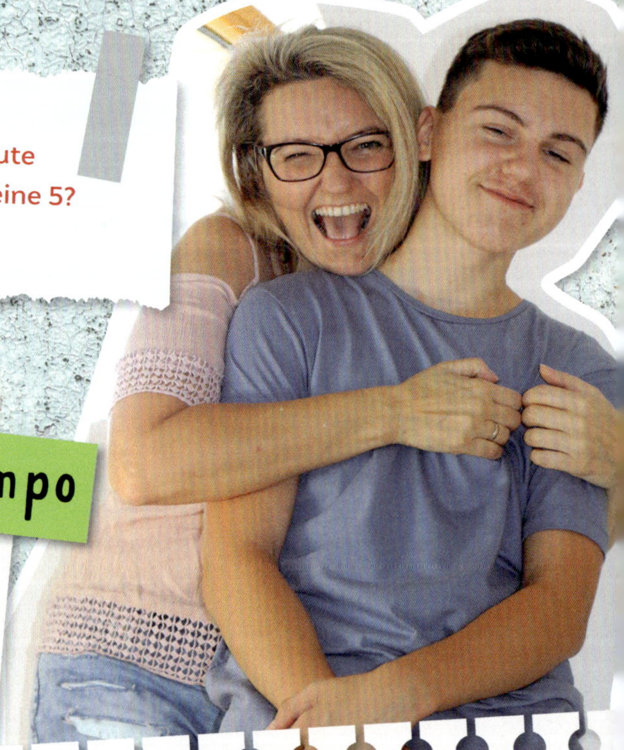

Jeder hat sein eigenes Tempo

Viele Mütter und Väter stressen sich selbst beim Thema Noten und Schulerfolg. Und die Kinder spüren das auch. Ich finde es wichtig, dass man sich als Eltern den Stress ein bisschen rausnimmt. Ich weiß, das ist ein schwieriges Thema. Viele sagen zu ihren Kindern: Nur wenn du gute Noten hast, kann aus dir was werden. Ich empfinde das nicht so. In der heutigen Zeit kann man auch später noch einen Schulabschluss machen oder anfangen zu studieren. Ich kenne viele, bei denen es Mitte 20 erst Klick gemacht hat und die dann die Matura nachgeholt haben.

Meine drei Jungs waren alle auf demselben Gymnasium. Mein Großer hat sofort nach der Schule mit dem Studium begonnen, er wusste immer schon, was er werden wollte. Kind 2 macht eine Lehre, er hatte den Wunsch, schnell Geld zu verdienen. Kind 3 ist Geld egal, er geht nicht gern in die Schule und weiß einfach noch nicht, was er machen will. Und das ist auch in ordnung so. Jedes Kind hat eine andere Reife. Manche brauchen einfach ein bisschen länger. Ich finde es wichtig, dass wir unsere Kinder ihren Weg gehen lassen und ihnen dafür Zeit geben.

„Was willst du, das deine Kinder mal werden?"

„Glücklich!"

Eine 5 ist keine Absicht

Kinder schreiben nicht absichtlich eine 5. Eigentlich möchte doch jeder gute Noten haben, oder? Was sind die Gründe für eine schlechte Note? Vielleicht hat dein Kind etwas nicht verstanden oder das Fach oder das Thema liegt ihm nicht. Vielleicht erklärt der Lehrer oder die Lehrerin nicht gut genug. Vielleicht nicht oft genug. Manchmal ist aber auch Faulheit der Grund für eine schlechte Note. Oder Trödeln bei den Hausaufgaben und beim Lernen. Oder andere Aktivitäten wie zum Beispiel Zocken sind viel spannender, als sich auf eine Klassenarbeit vorzubereiten.

Mein Mann und ich hatten beim Thema Noten und Lernen immer eine klare Ansage: Wenn deine Noten okay sind, hast du alle Freiheit, wie du deine Freizeit gestaltest, und kannst stundenlang zocken. Sind die Noten nicht okay, spielst du weniger Computer und konzentrierst dich mehr auf die Schule.

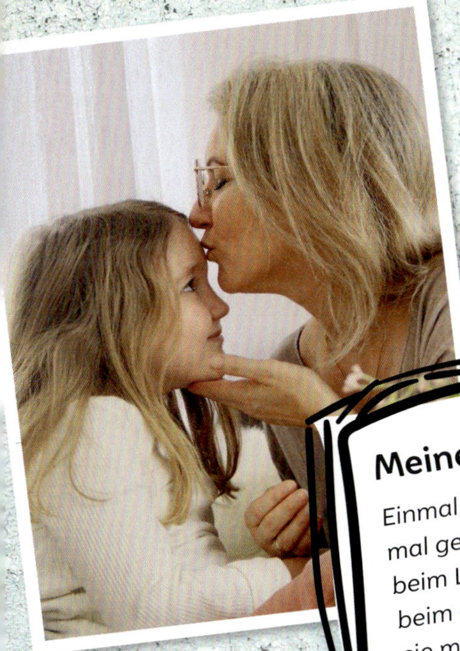

3%

Meine weise Friseurin

Einmal saß ich beim Friseur und klagte meiner Friseurin, dass ich manchmal genervt bin, wenn ich meinen Kindern bei den Hausaufgaben oder beim Lernen irgendetwas dreimal erklären muss und sie es nicht gleich beim ersten Mal verstehen. Meine Friseurin hörte geduldig zu, während sie mir die Haare schnitt. Als es dann ans Föhnen ging, sagte sie zu mir: „Schau mal, ich ziehe deine Haare über die Rundbürste, halte den Föhn mal an diese Stelle, mal an die andere Stelle, und zum Schluss sprühe ich dir ein bisschen Haarspray drauf. Ist ganz einfach. Nun hab ich's dir einmal erklärt, jetzt kannst du es doch sicher selbst machen und brauchst nicht mehr zu mir zu kommen. Oder?"

Verrückte MAMA WELT live

MAMA, WAS IST SEX?

Vielen Eltern fällt es schwer, mit ihren Kindern über Sexualität zu sprechen oder sie aufzuklären. Meist sind das Gespräche, bei denen die Kinder kichern und die Eltern nach den richtigen Worten suchen. Geht das auch anders?

Wie erklär ich's meinem Kind?

Die Fragen kommen meist in der Grundschulzeit. „Papa, was ist Sex?" – „Mama, wie kommen die Babys in den Bauch?" Die erste Antwort von uns Eltern: „Äh ..." 😯 Die zweite: „Ja ... weißt du ... das ist so ... der Papa und die Mama haben sich ganz doll lieb ... und da ... haben sie ... äh ... da machen sie ..." Und schon fehlen die Worte. 🤯 Wie erklär ich's meinem Kind? Wenn du mich fragst: Am besten so, wie es ist. Sachlich, mit den korrekten Begriffen und immer nur so weit, wie sie fragen.

Verrückte MAMA WELT *live*

Kind: „Wie kommen die Babys in den Bauch?"

Mama/Papa: „Die Babys kommen in den Bauch, wenn ein Mann und eine Frau Sex haben."

Kind: „Was ist Sex?"

Mama/Papa: „Sex nennt man auch Geschlechtsverkehr. Dabei dringt der Penis des Mannes in die Vagina der Frau ein."

Kind: „Was passiert dann?"

Mama/Papa: „Aus dem Penis kommen winzig kleine Samenzellen. Die rennen um die Wette zur Gebärmutter im Bauch der Frau. Dort wartet eine Eizelle. Und dann passiert das Wunder: Die Samenzelle, die als Erstes bei der Eizelle ist, verschmilzt mit ihr. Und daraus entsteht ein Baby."

Wenn dich wildfremde Eltern anrufen ...

Verrückte MAMA WELT live

„Als mein Ältester in der 4. Klasse war, riefen mich plötzlich Eltern an, die ich nicht kannte. Mein Sohn habe ihnen erzählt, er sei ein Wunder. Und nun fragten ihre Kinder, ob sie auch ein Wunder seien. 🤔 Was war passiert? Ich hatte meinen Söhnen erklärt, wie ein Baby entsteht. Dass im Bauch der Frau ein Wunder passiert, wenn Samenzelle und Eizelle verschmelzen. „Du bist ein Wunder!“ – damit habe ich mein Aufklärungsgespräch beendet. „Ich bin ein Wunder!“, haben meine Söhne daraufhin ihren Freunden in der Schule stolz erzählt. Klar, dass die Freunde ihre Eltern fragen mussten, ob sie auch ein Wunder sind. 😏“

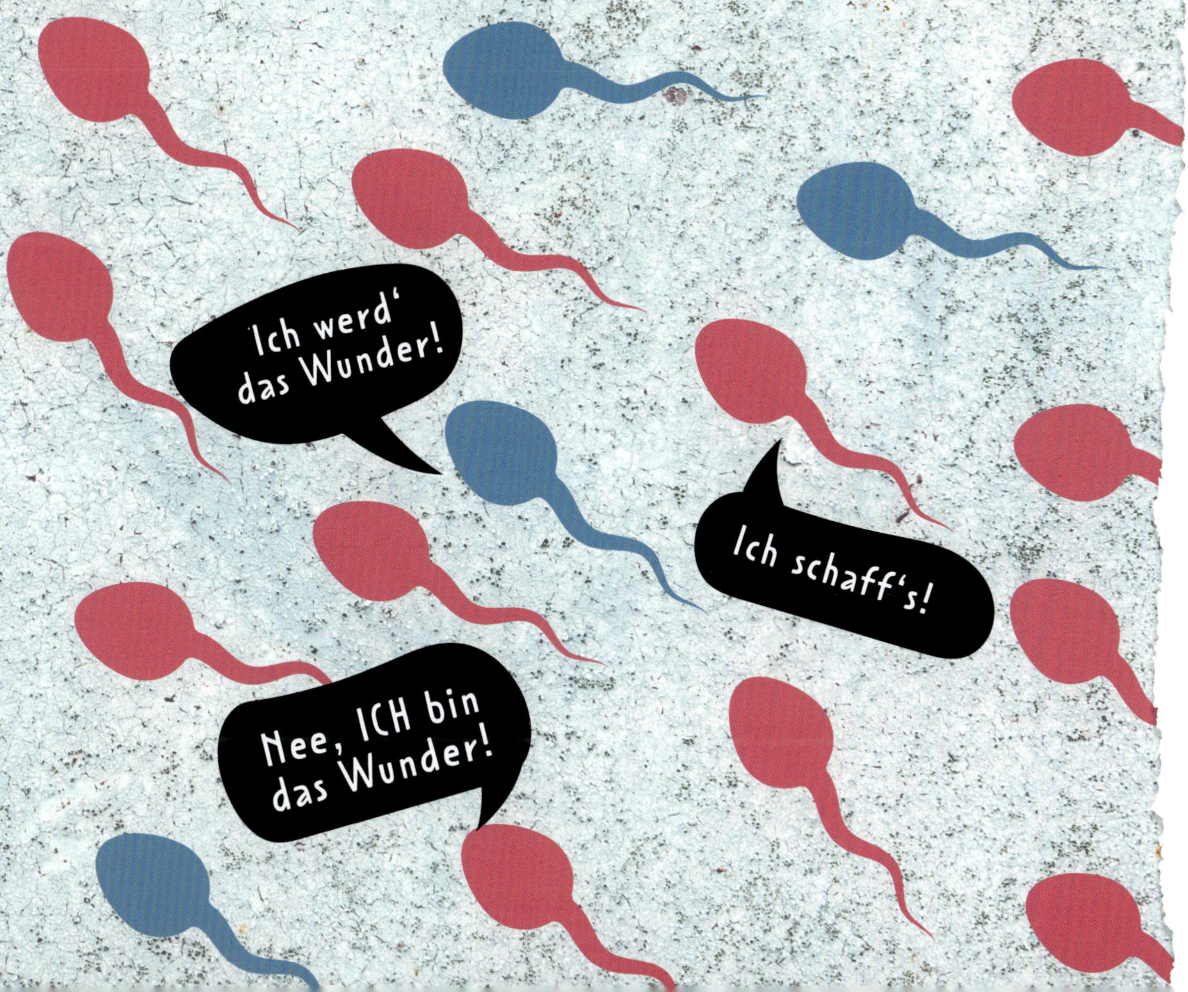
Ich werd' das Wunder!
Ich schaff's!
Nee, ICH bin das Wunder!

Was verändert sich im Körper?

Es gibt Kinder, die wollen nicht über die Themen Sexualität und Aufklärung reden. Das ist in ordnung. Man sollte es ihnen nicht aufzwingen, wenn sie nicht von sich aus fragen. Ich finde es allerdings wichtig, den Kindern zu sagen, dass und wie sich ihr Körper verändert. Dass bei den Mädchen die Regel beginnt und sie dann bluten. Dass Jungs morgens aufwachen und eine feuchte Unterhose haben können. So kann man vermeiden, dass die Kinder erschrecken und denken, sie seien nicht „normal".

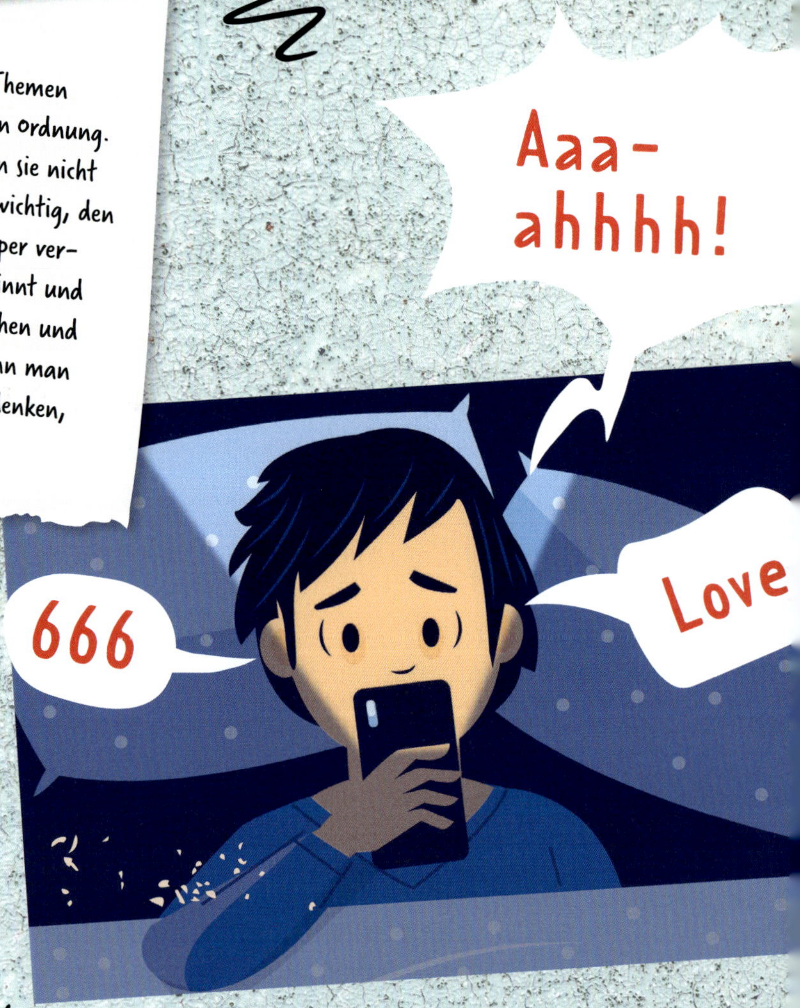

Mit Kindern über Sex und Pornos reden ...

- ☐ „Pornosex hat mit der Realität nichts zu tun. Echter Sex ist viel mehr als das."
- ☐ „Keine Frau möchte so behandelt werden wie in diesen Filmen."
- ☐ „Es ist falsch zu denken, je länger ich kann, umso besser."
- ☐ „Jeder mag beim Sex was anderes. Du musst schauen, was du möchtest und was dein Partner oder deine Partnerin möchte, damit ihr beide Spaß habt."
- ☐ „Ihr könnt alles ausprobieren, wenn es euch beiden gefällt."
- ☐ „Du musst dem anderen zuliebe nichts machen, was dir nicht gefällt und was du nicht möchtest. Das kannst du dem anderen ganz ehrlich sagen."

WENN AUFKLÄRUNG SCHWERFÄLLT

Manchen Eltern fällt es einfach total schwer, über Sexualität zu reden. Das darf auch sein. Auch die Generation unserer Eltern konnte das nicht und hat es oft auch nicht getan. Ich hätte mich gefreut, wenn meine Mutter mir dann wenigstens ein Buch hingelegt hätte, damit ich es selbst nachlesen kann. Heutzutage gibt es so viele gute Ratgeber zum Thema Aufklärung. Wenn du da keine Idee hast: Lass dich in der Buchhandlung beraten.

DA IST EIN MONSTER IN MEINEM SCHRANK!

Fast alle Kinder haben irgendwann einmal Angst. Vor der Dunkelheit. Vor Monstern im Schrank. Vor Spritzen. Oder dass Mama oder Papa sterben. Was hilft gegen die Angst?

Wir vertreiben die Monster gemeinsam

„Ich hab Angst, da ist ein Monster in meinem Schrank." Diesen oder ähnliche Sätze hören fast alle Eltern irgendwann einmal von ihren Kindern. Wir Erwachsenen wissen natürlich, dass im Schrank kein Monster sitzt, und die Versuchung ist groß, die Angst zu beschwichtigen: „Mein Schatz, du brauchst keine Angst zu haben, es gibt keine Monster." Aber was vermittle ich meinen Kindern damit? Eigentlich nur, dass ich seine Gefühle nicht ernst nehme. Denn für die Kinder ist das Monster real in dem Moment, ganz gleich, ob wir Erwachsenen das irrational finden oder nicht. Wenn meine Kinder Angst vor Monstern im Schrank hatten, waren die Monster in dem Moment real für mich. „Oje, da ist ein Monster im Schrank. Wie können wir das Monster verjagen?" Meine Jungs haben die Laserschwerter rausgeholt, und mit meiner Tochter habe ich überlegt, was Harry Potter tun würde.

Die Spritze tut ein bisschen weh

Als ich klein war und eine Spritze bekommen sollte, haben meine Eltern zu mir gesagt, der Piks würde überhaupt nicht weh tun und ich würde ihn noch nicht mal spüren. Als ich die Spritze dann bekommen habe, war ich ziemlich erschrocken. Sie tat nämlich höllisch weh! 😟 😖 Nicht spüren? Von wegen! Zu dem Piks-Schmerz kam das Gefühl, dass meine Eltern mir nicht die Wahrheit gesagt und mich auf etwas, das ich damals schlimm fand, nicht vorbereitet hatten.

Als meine Kinder mit Angst vor dem Zahnarzt oder der Impfspritze zu mir kamen, wollte ich ehrlich sein: „Ja, das Bohren im Zahn/die Spritze tut ein bisschen weh. Die Mama hat auch Angst davor. Aber das ist nur kurz und geht schnell vorbei." Wenn ich ehrlich bin und nichts verharmlose, vertrauen mir die Kinder viel mehr. Und immer wenn ich zugegeben habe, dass ich auch Angst habe, war es für meine Kinder weniger schlimm.

Mit Strom spielt man nicht!

Meinem Ältesten habe ich immer eingebläut, dass man nicht mit Steckdosen spielt, weil elektrischer Strom gefährlich ist. Als er im Kindergarten war, gab es dort ein Spiel. Es hieß „Strom Batscherl". Dabei legen alle Kinder ihre Hausschuhe, die bei uns in Österreich Batscherl genannt werden, auf einen Haufen. Wer zuerst seine Hausschuhe findet, hat gewonnen. Mein Ältester hat sich vehement geweigert, mitzuspielen. Als die Erzieherin ihn fragte, warum, stellte sich heraus, dass er dachte, die Hausschuhe seien unter Strom. „Die Mama hat gesagt, mit Strom spielt man nicht." Sie mussten das Spiel umbenennen in „Zauber Batscherl". Ab dann hat er mitgespielt.

Verrückte MAMA WELT live

Die Mama stirbt auch, aber nicht jetzt

Irgendwann bekommen Kinder ein Bewusstsein für den Tod. Das kann kommen, weil Menschen, die sie kennen, gestorben oder schwer krank sind. Der Tod beschäftigt die Kinder. „Mama, stirbst du und der Papa auch?" Wie ehrlich beantwortet man diese Frage? „Die Mama stirbt auch irgendwann", hab ich meiner Tochter gesagt, als sie mir die Frage gestellt hat. „Aber nicht jetzt. Jetzt bin ich für dich da." Damit war sie zufrieden.

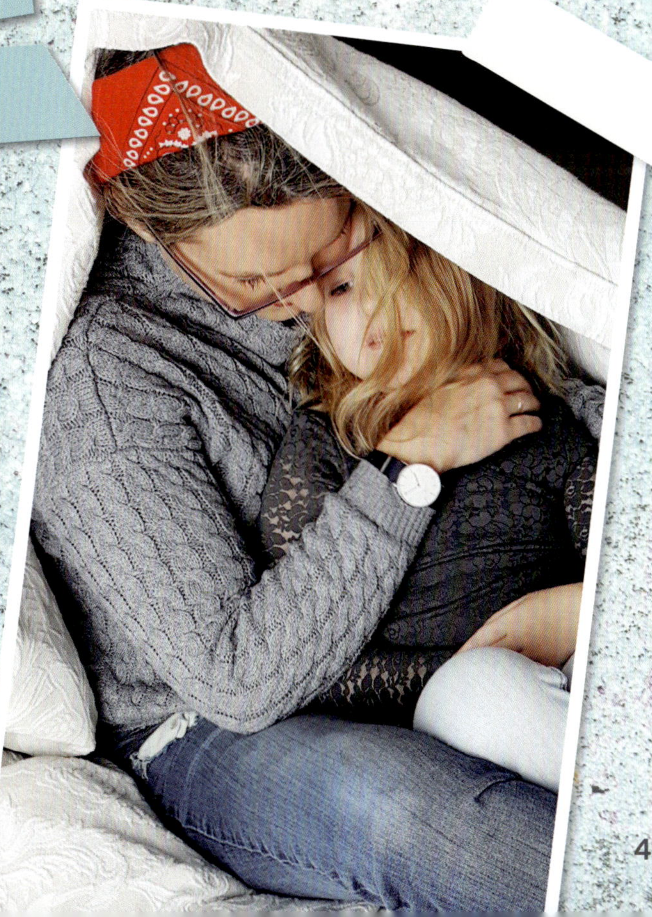

IST DER CAPPUCCINO TOT?

Manche Eltern wollen nicht über den Tod reden, um die Kinder zu schützen. Ich finde, man schützt sie damit nicht, sondern verunsichert sie.

Abschied von der Oma

Die Oma starb ganz plötzlich. Meine Tochter hat ihr zum Abschied einen Brief geschrieben. Ich hab sie gefragt, ob sie den Brief im Garten verbrennen und den Rauch zu Oma schicken will. „Nein, Mama“, hat sie gesagt, „ich will im Wald einen Baum, den kann ich umarmen.“ Also sind wir in den Wald, wo wir oft spazieren gehen. Sie hat sich einen Baum ausgesucht, den sie umarmen konnte. Immer, wenn sie mit der Oma reden wollte, sind wir zu dem Baum gegangen. Sie hat den Baum umarmt, dann sind wir wieder gegangen. Auch heute noch gehen wir manchmal in den Wald, um den Baum zu umarmen.

Der Cappuccino hat den Papa beschützt

Unser Hamster Cappuccino war gerade mal zwei Jahre alt, als er sehr krank wurde. Der Tierarzt wollte ihn einschläfern. Aber ich hab das nicht übers Herz gebracht. Der Hamster war fit, er hat gefressen, er ist herumgerannt. Ich hab mir tagelang Gedanken gemacht, wie ich es meiner Tochter beibringe, dass ihr Hamster sterben wird. Er war ihr bester Freund. „Der Cappuccino ist krank", hab ich zu ihr gesagt. „Wir wissen nicht, wie lang er noch lebt." Aber der Hamster lebte noch den ganzen Sommer. Bis zu dem Tag im September, als mein Mann einen schweren Motorradunfall hatte. Ausgerechnet an diesem Tag fand ich den Hamster tot im Käfig. Ich bin zu meiner Tochter gegangen, aber sie hat das schon gespürt. „Gell, Mama, der Cappuccino ist tot", hat sie mich gefragt. „Das ist okay. Er hat den Papa beschützt. Der Papa darf leben und der Cappuccino ist gestorben."

TRAUMHAFTE WEIHNACHTEN ...

Weihnachten – das Fest, an dem die ganze Familie festlich gekleidet und in feierlicher Stimmung beim Weihnachtsessen zusammensitzt ...

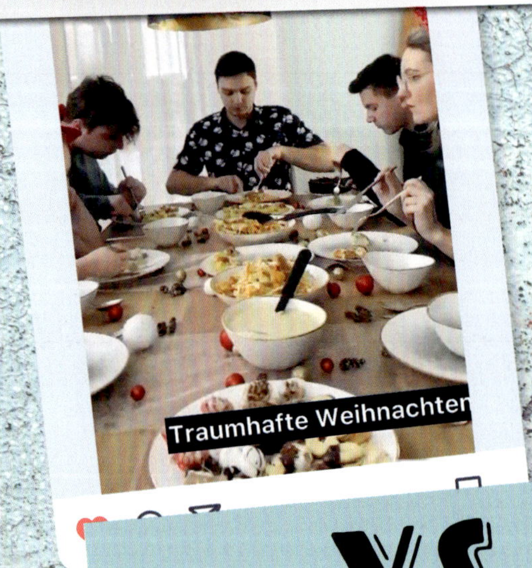

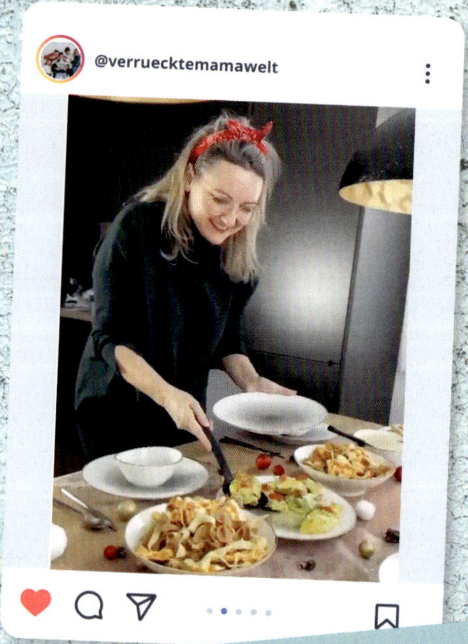

... VS. REALITÄT

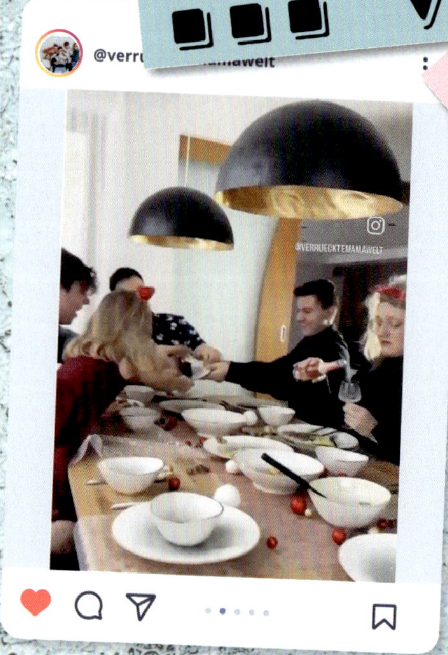

... bis es zum Streit um den letzten Muffin kommt!

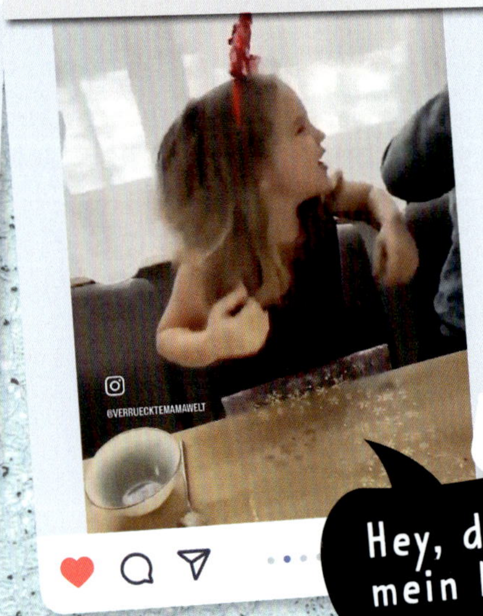

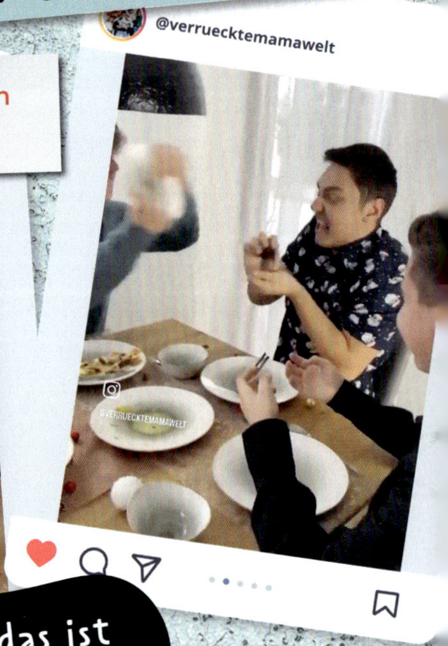

Hey, das ist mein Muffin!

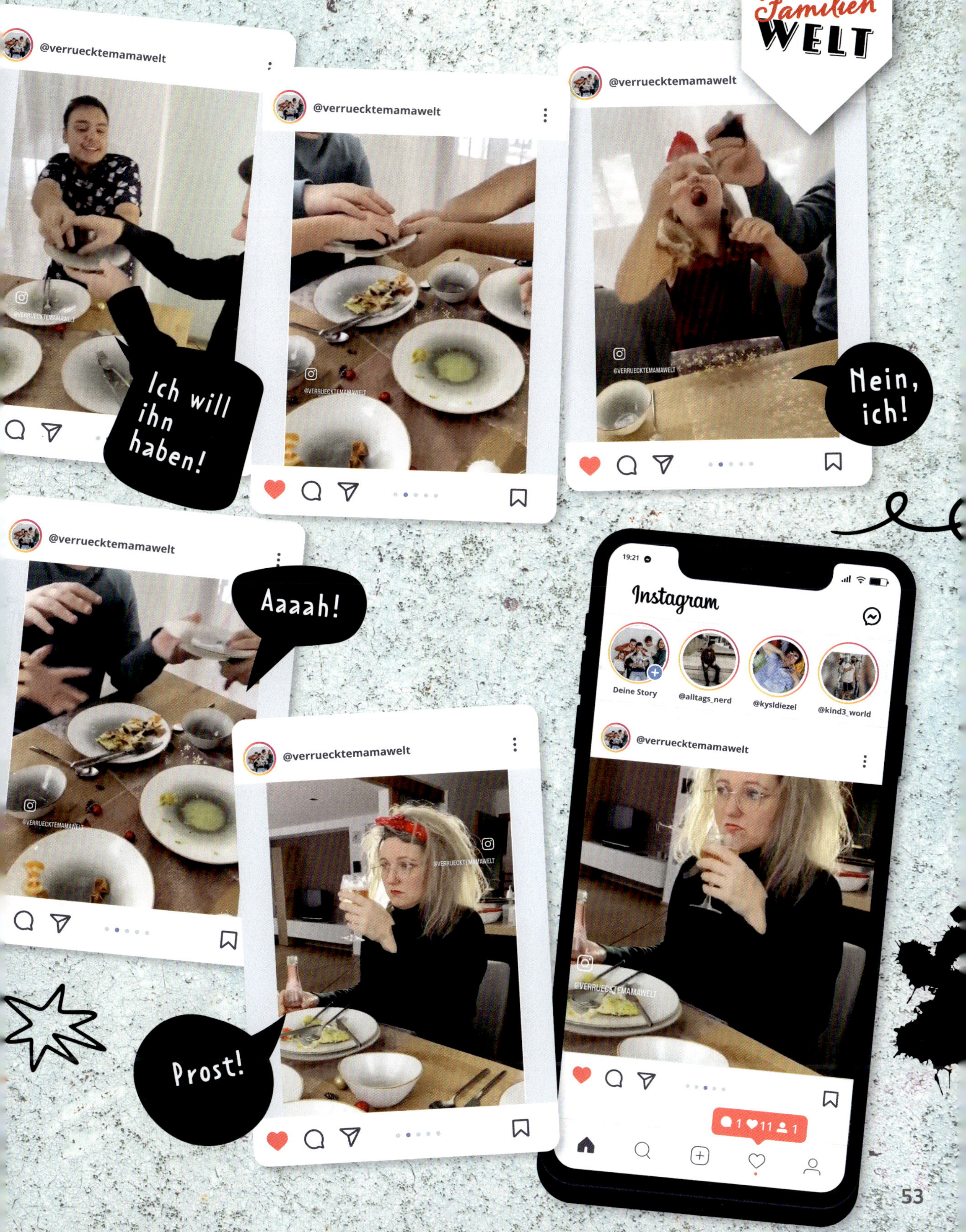
@verruecktemamawelt
Ich will ihn haben!
@verruecktemamawelt
@verruecktemamawelt
Nein, ich!
@verruecktemamawelt
Aaaah!
@verruecktemamawelt
Prost!
19:21
Instagram
Deine Story
@alltags_nerd
@kysldiezel
@kind3_world
@verruecktemamawelt
1
11
1

VERRÜCKTE TEENAGER-WELT

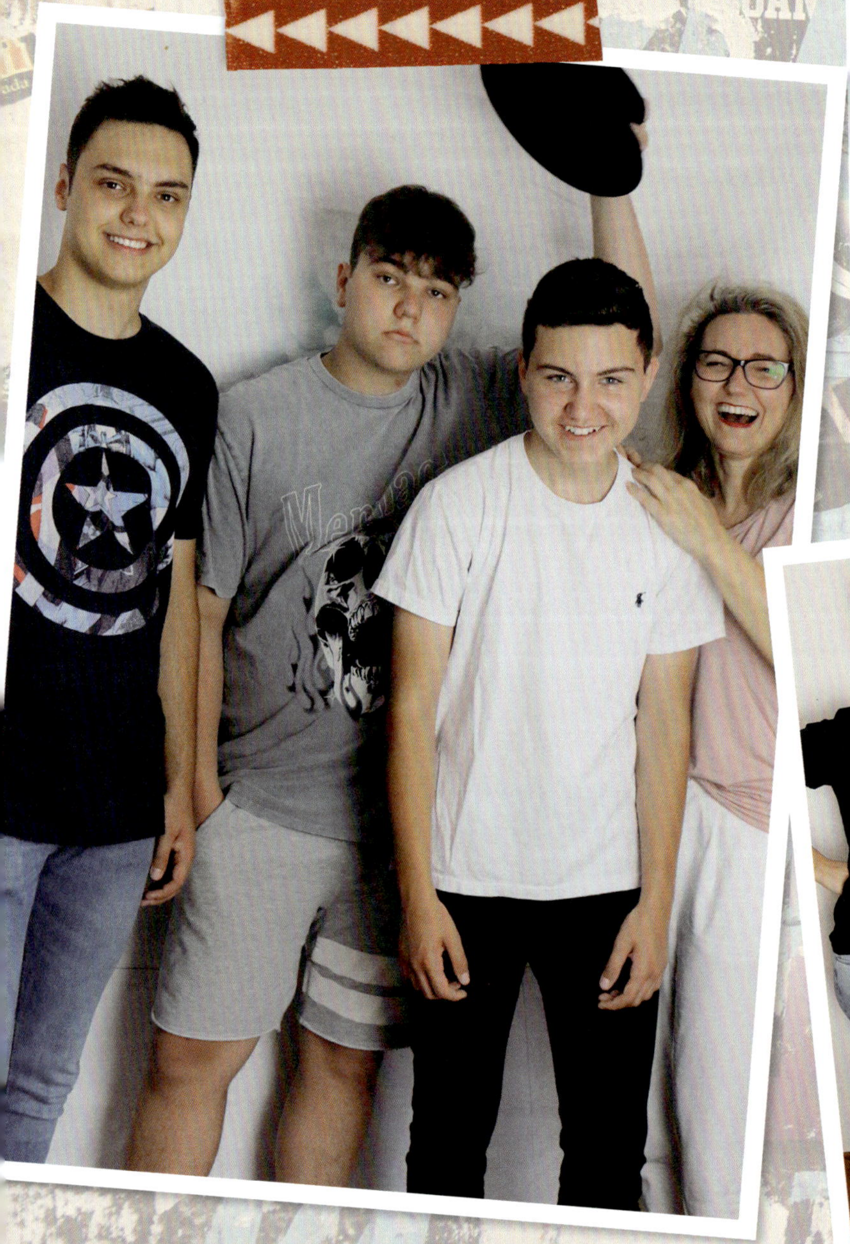

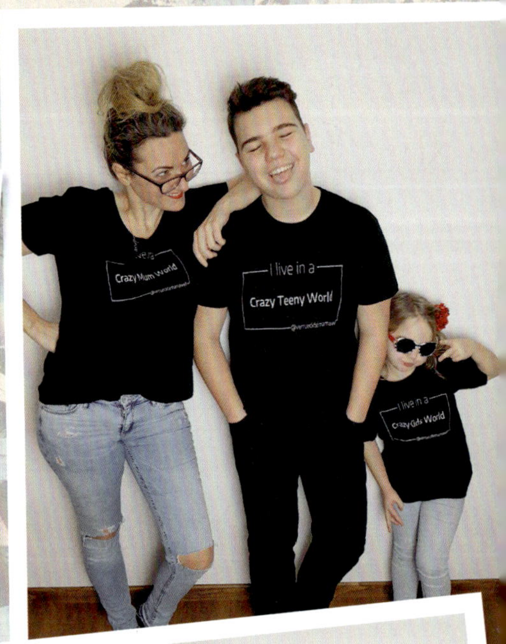

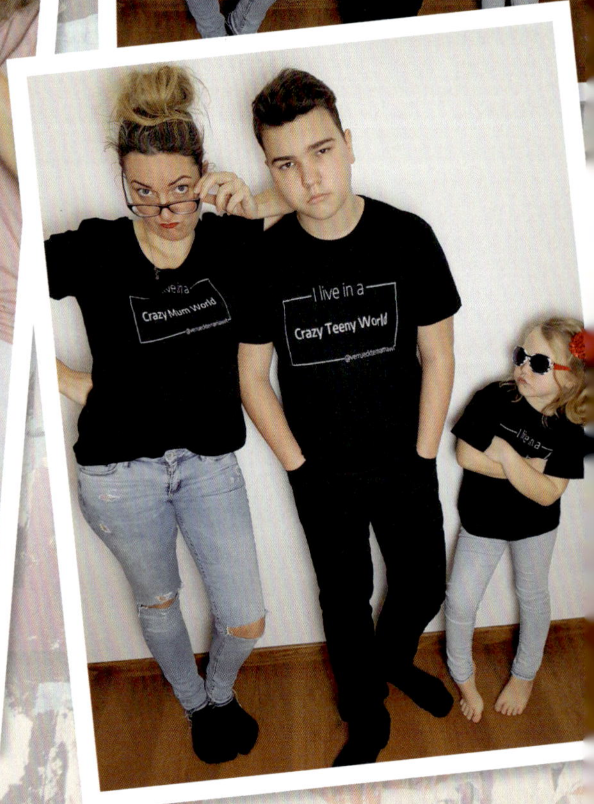

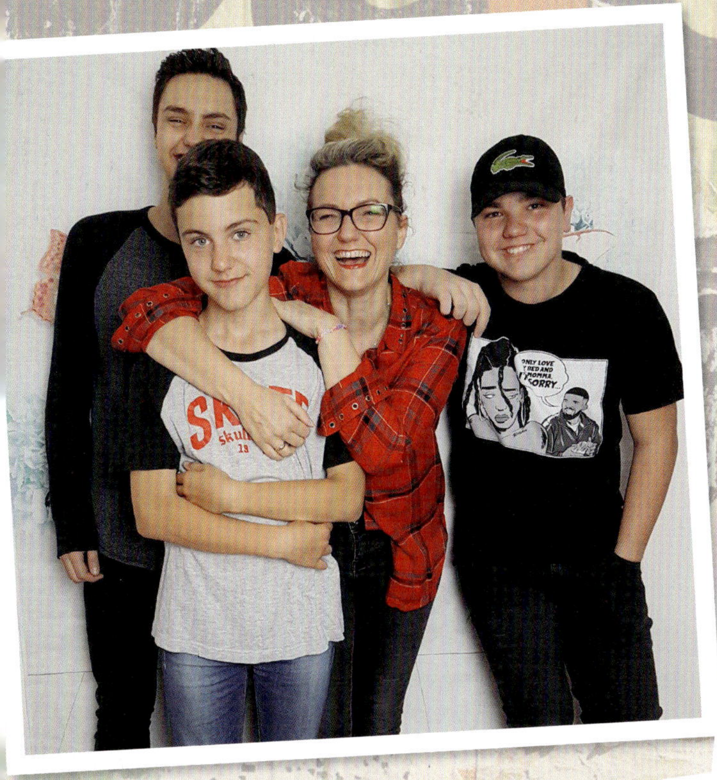

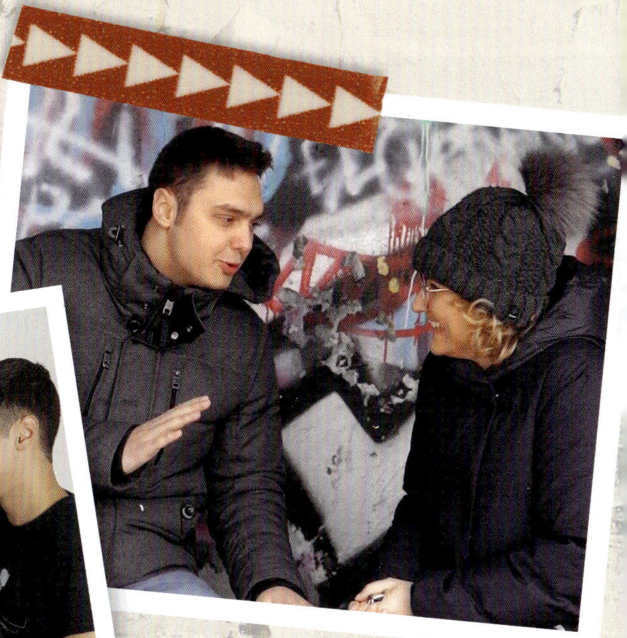

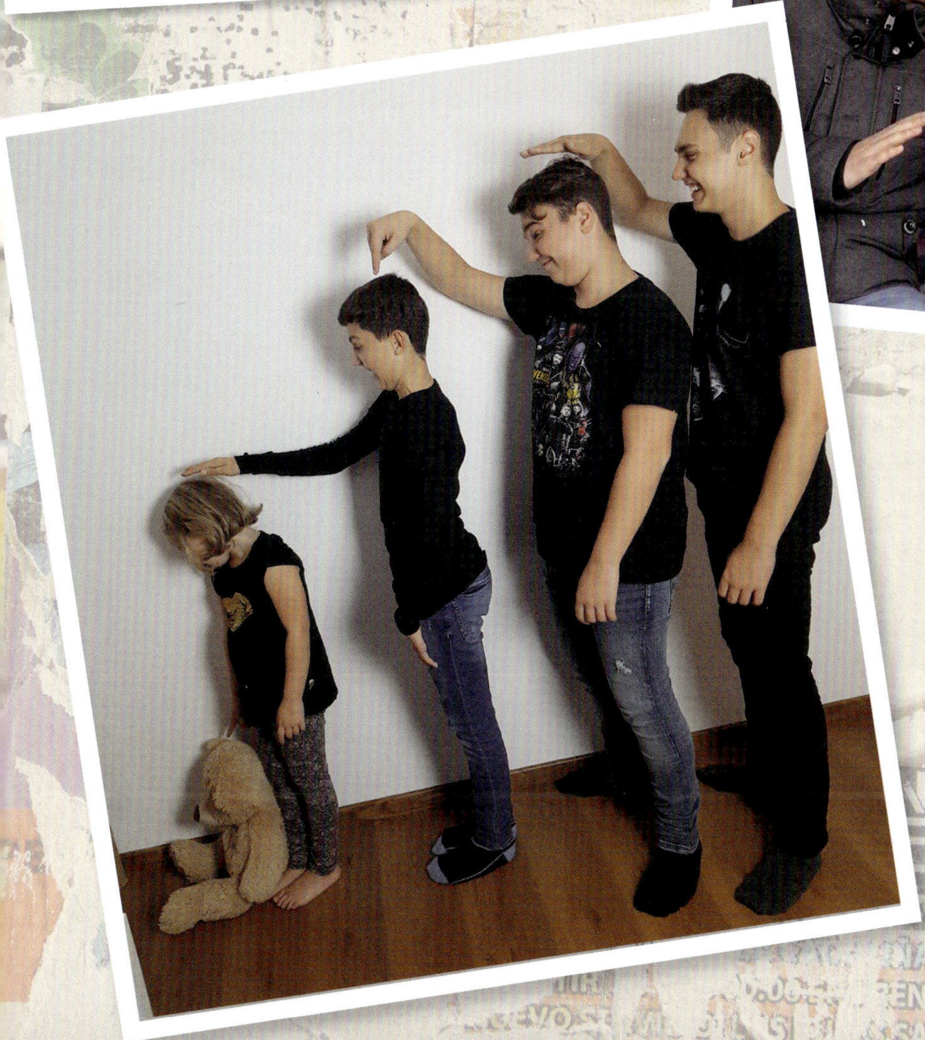

UND PLÖTZLICH SIND SIE GROß

Wenn Kinder ausziehen, heißt es für uns Eltern loslassen. Der Abschied fällt vielen schwer. Dürfen wir Eltern traurig sein? Und wann darf man das verlassene Kinderzimmer ausräumen?

Missverständnisse und schlechte Energie

Als ich zu Hause ausgezogen bin, um mit meinem Mann zusammenzuziehen, hat meine Mama geweint. Auch meine Schwiegermutter hat geweint. Ich habe das damals nicht verstanden. Warum freuen sie sich nicht, dass wir unsere große Liebe gefunden haben und selbstständig werden?, dachte ich. Ich hatte ein schlechtes Gewissen und das Gefühl, dass beide nicht wollten, dass mein Mann und ich zusammenziehen. Ich habe mit meiner Mutter nie darüber gesprochen und die Frage, die ich mir gestellt habe, blieb irgendwie als negative Energie immer zwischen uns.

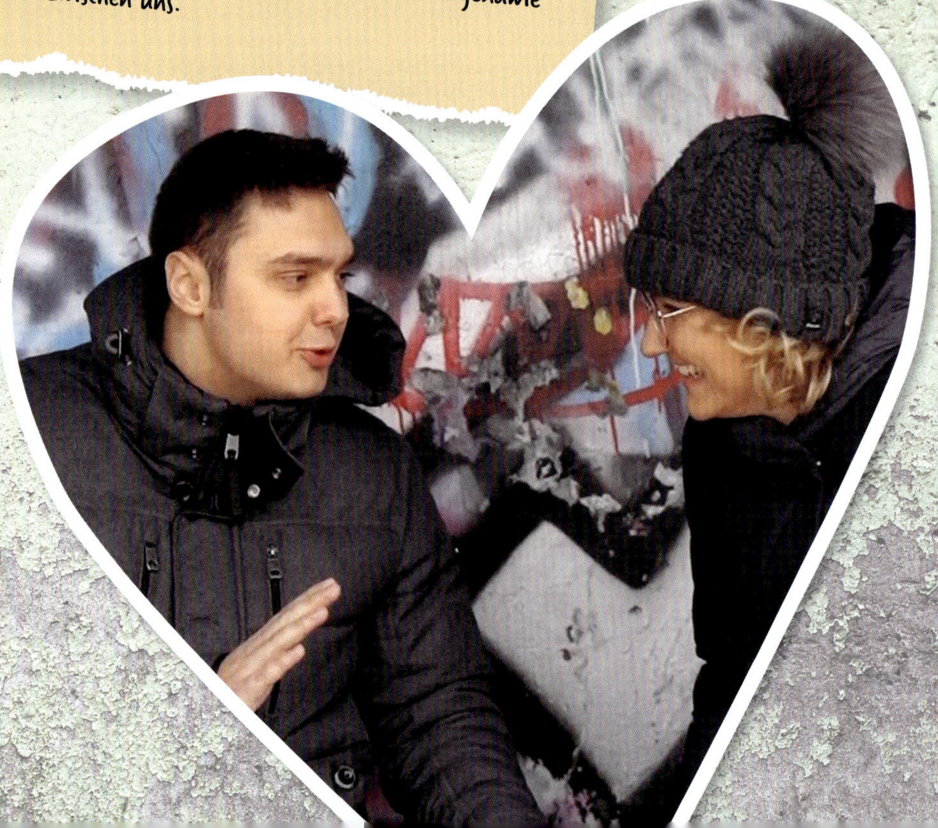

Ich freu mich für euch!

Als mein Großer ausgezogen ist, hab ich meine Mutter auf einmal verstanden. Mir wurde klar, dass sie nicht weinte, weil sie es mir nicht gönnte oder mir ein schlechtes Gewissen machen wollte oder meinen Mann nicht mochte. Sie hat geweint, weil sie einfach nur traurig war. Genauso traurig wie ich über den Auszug meines Sohnes.

Also habe ich mit meinem Sohn gesprochen. Ich habe ihm erklärt, dass ich traurig bin, aber nicht weil ich möchte, dass er zu Hause bleibt. Sondern weil das zum Ablöseprozess für mich einfach dazugehört. „Ich freue mich sehr für euch und will nicht, dass du ein schlechtes Gewissen hast. Freu dich auf die neue Wohnung. Und wenn ihr Hilfe braucht, könnt ihr immer zu mir kommen."

Mein Sohn war erleichtert. Er hat ja gespürt, dass etwas nicht stimmt. „Toll, dass du mir das sagst, Mama, sonst hätte ich geglaubt, du bist nicht happy, dass ich mit meiner Freundin zusammenziehe."

Heiligtum Kinderzimmer

Verrückte MAMA WELT live

Das alte Kinderzimmer so lassen oder nicht? Diese Frage stellen sich viele Eltern, wenn das Kind ausgezogen ist. Manche sagen, das Zimmer soll so bleiben, andere haben eine Woche später schon ein Arbeits- oder Gästezimmer daraus gemacht. Mein Mann und ich haben zwei Jahre gewartet, bis wir das Zimmer unseres Großen ausgeräumt haben. Mein Tipp: Wenn dir das verlassene Zimmer deines Kindes heilig ist und du alles so lassen willst, solltest du es wenigstens nach Essensresten durchforsten, sonst findest du nach zwei Jahren im Kleiderschrank oder unterm Bett vielleicht verschimmeltes Müsli. 😜

ätze, die du lieber nicht sagst, wenn dein Kind ausziehen will … 😇

- „Bist du sicher mit dem Mädchen/dem Jungen?"
- „Es fühlt sich an, als hätte sie/er mir dich weggenommen."
- „Kommst du auch wirklich alleine klar?"
- „Kocht er/sie gut?"
- „Schaffst du das allein?"
- „Komm ganz oft zu uns nach Hause zum Essen!"
- „Wir vermissen dich so!"

RÄUM ENDLICH DEIN ZIMMER AUF!

Kleiderstapel und Spielzeug auf dem Fußboden, leere Flaschen unterm Bett und Pizzakartons auf dem Schreibtisch: Unordentliche Kinderzimmer sind in fast allen Familien ein Thema. Ich werde oft gefragt, ob ich einen Tipp habe, wie man Kinder zum Aufräumen bringen kann. Hier kommt meine Antwort.

Aufräumen – och nö!

Als Kind habe ich nicht gern mein Zimmer aufgeräumt. Als ich dann selbst Kinder hatte, wollte ich, dass das Haus sauber und ordentlich ist. Warum? Weil ich dachte, dass es so sein muss. Also hab ich geputzt. Und aufgeräumt. Immer war alles ordentlich und sauber im Haus. Ich hatte einen regelrechten Putz- und Ordnungswahn. Aber wichtig war es mir ehrlich gesagt nicht. Irgendwann habe ich damit aufgehört. Ich wollte lieber Zeit mit den Kindern verbringen. Rausgehen, Fahrrad fahren und Spaß haben. Ordnung zu Hause? Zweitrangig.

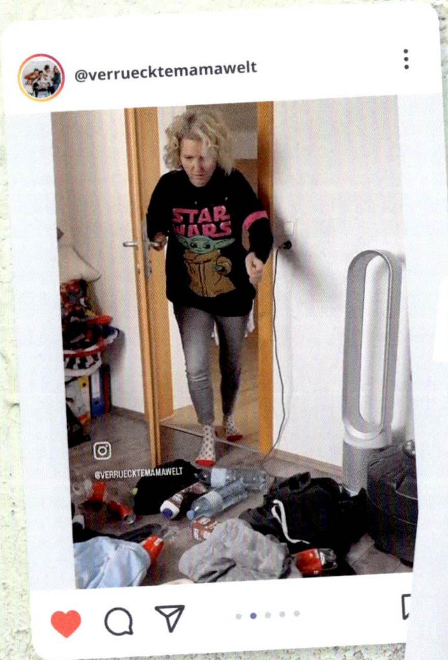

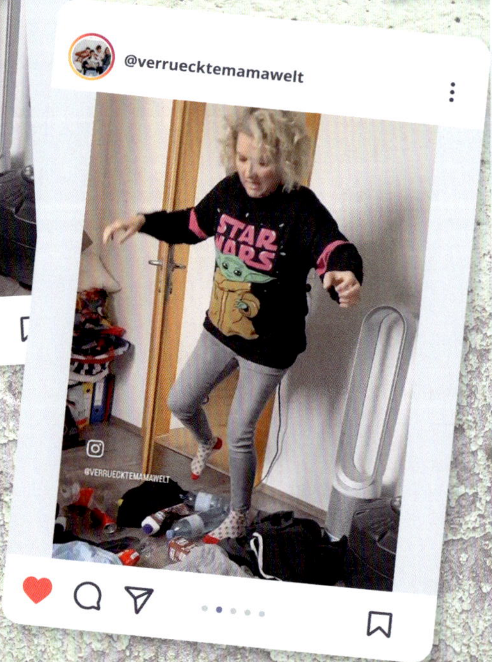

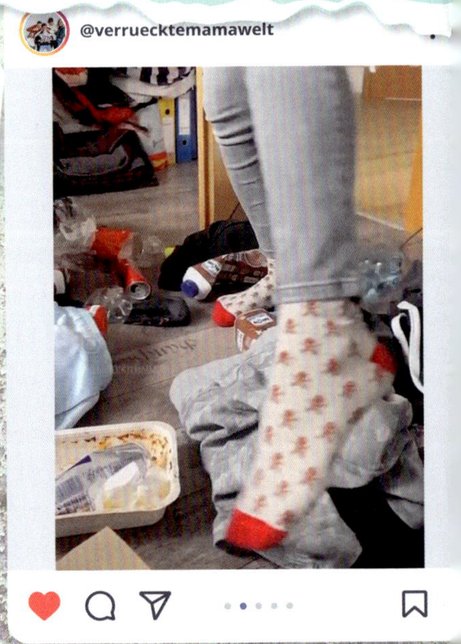

er Ordnung will, muss aufräumen

Heute weiß ich, dass ich nichts von meinen Kindern verlangen kann, was ich früher selbst nicht gemacht habe. Wenn ich selbst mit 15 mein Zimmer nicht aufgeräumt habe, kann ich meine Kinder auch nicht dazu zwingen. Wenn ich Aufräumen und ordentlich sein nicht so wichtig finde, kann ich meinen Kindern nicht vermitteln, dass sie es wichtig finden sollen. Mein Mann kann das von ihnen verlangen, weil er ordentlich ist und es den Kindern auch vorlebt. Er diskutiert mit den Kindern auch übers Aufräumen, ich nicht. Viele denken, Eltern müssen in der Erziehung immer an einem Strang ziehen. Wenn die beiden Elternteile aber bei einem Thema andere Ansichten haben und trotzdem an einem Strang ziehen wollen, verbiegt sich mindestens einer oder eine der beiden. Die Kinder merken, ob du das, was du sagst, auch so meinst oder nicht. Irgendwann hab ich dann also zu meinem Mann gesagt: Wenn du ein Problem mit Unordnung hast, dann kümmerst du dich darum und bringst das auch den Kindern bei. Ich tue es nicht.

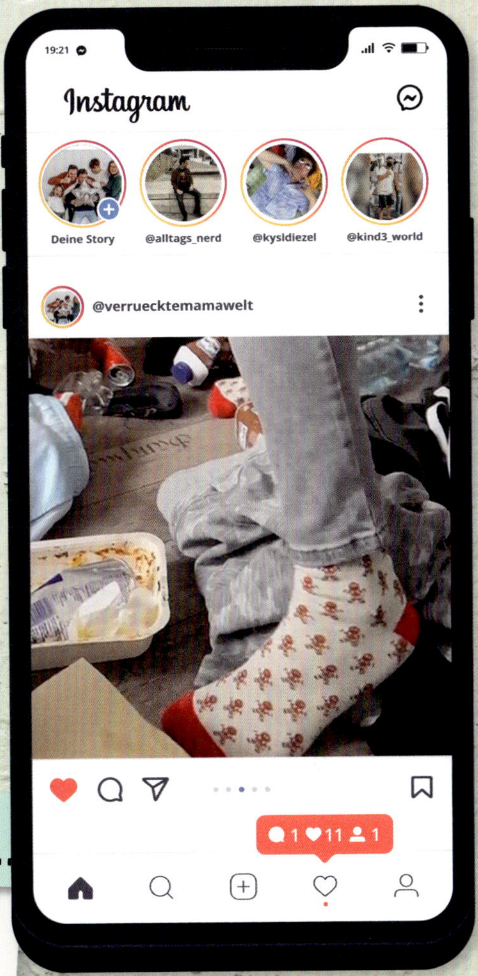

Und wenn's ganz schlimm wird ...

Ich gebe zu, dass ich anfangs trotzdem (fast) alles versucht habe, damit die Kinder ihre Zimmer aufräumen und in Ordnung halten. Gut zureden. Schimpfen. Motivation („Schatz, wenn du die leeren Flaschen und Dosen zum Pfandautomaten bringst, kannst du dein Taschengeld aufbessern."). 😜 Gebracht hat es nichts. Viele Mütter schreiben mir: Beim Aufräumen bin ich total konsequent; mein Kind soll das lernen, das ist mir wichtig. Ich finde das völlig in Ordnung. Vielleicht war ich bei meinen Kindern einfach nicht konsequent genug. Also beschränke ich mich aufs Gröbste: mal schmutzige Teller mitnehmen oder die Bettwäsche wechseln. Und wenn's ganz schlimm wird, auch mal die Reste von Pizza und Fast Food wegräumen – sonst bekommst du ja Tiere ins Zimmer. 😜🥴

xoxo

Wenn du mich also fragst, wie du deine Kinder zum Aufräumen bringen kannst, sag ich dir ganz ehrlich ...

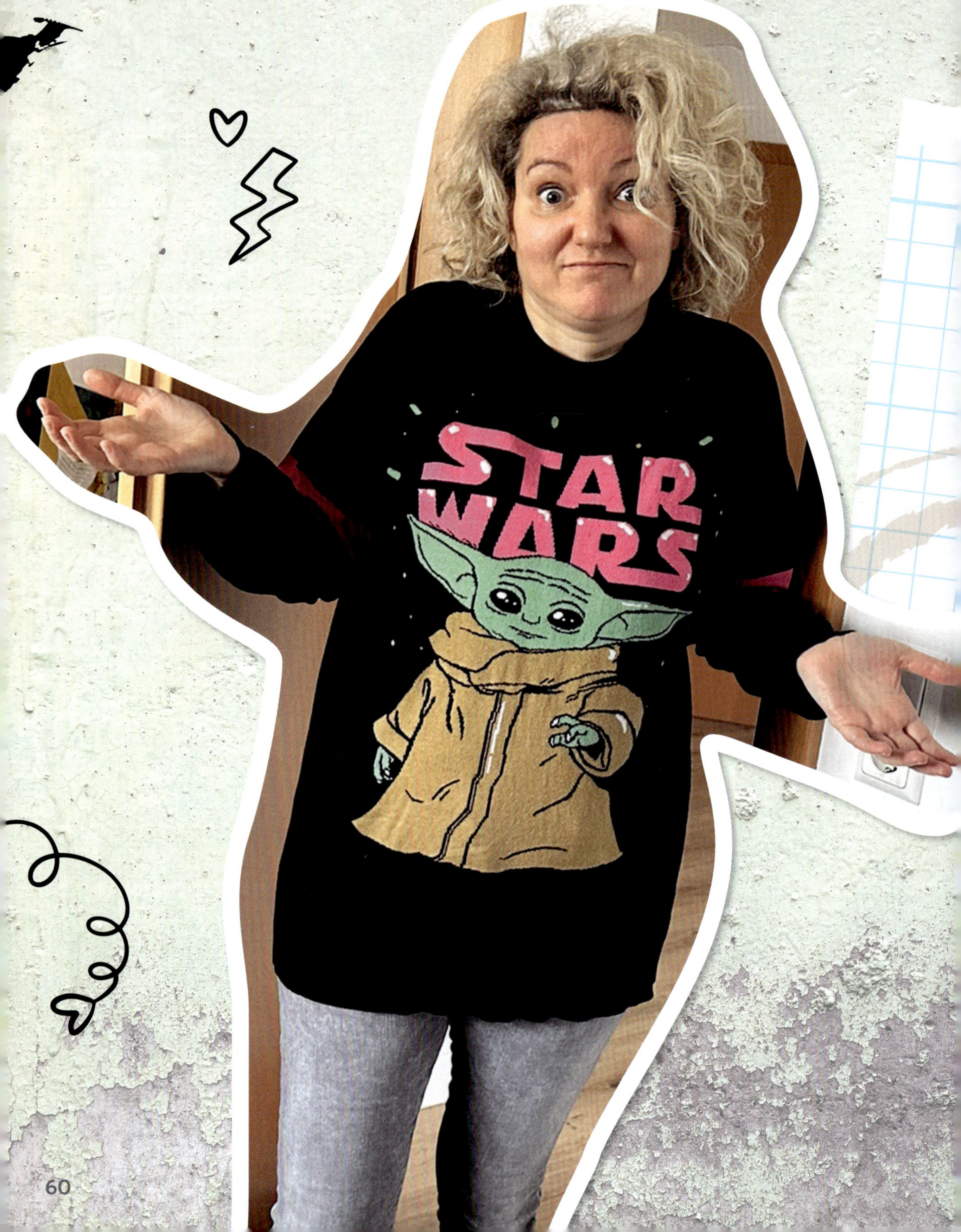
STAR
WARS

DA HAB ICH LEIDER KEINEN TIPP FÜR DICH!

DECKST DU BITTE DEN TISCH!?

Viele Eltern nervt es, wenn sie ihre Kinder ständig auffordern müssen, im Haushalt zu helfen. In manchen Familien führt das oft zu großem Stress. Kann man das auch vermeiden?

Tisch decken und Teenager sein schließen sich au

Als meine Kinder klein waren, haben sie häufig im Haushalt geholfen. Beim Kochen, Geschirrspülen oder Tischdecken waren sie immer eifrig und haben das auch gern gemacht. Ab einem gewissen Alter war das aber leider nicht mehr der Fall. Das gewisse Alter war natürlich – welche Mama kennt es nicht – der Beginn der Pubertät. Im Haushalt zu helfen – dafür gab es in dieser Zeit bei meinen Teenagern einfach keine Gehirnkapazitäten mehr. Wie soll man auch an ordentlich auf dem Tisch platzierte Teller und Bestecke denken, wenn man im Kinderzimmer hinter verschlossener Tür wichtige Fragen wie „Wer bin ich?", „Warum verändert sich mein Körper so krass?", „Was ziehe ich morgen an?" oder „Mit wem zocke ich als Nächstes?" beantworten muss? Bis ich dann fünfmal die Treppe hinaufgeschrien und um Hilfe gebeten habe, war ich mit Tisch decken oder Spülmaschine ausräumen meist schon fertig.

"

Phasen der Resignation

Am Anfang rufst du jedes Kind freundlich zum Essen: „Essen ist fertig, Schatz, kommst du bitte?"

Irgendwann verschickst du nur noch WhatsApp-Nachrichten durchs Haus: „Wer Hunger hat: Essen steht auf dem Tisch."

"

Verrückte MAMA WELT live

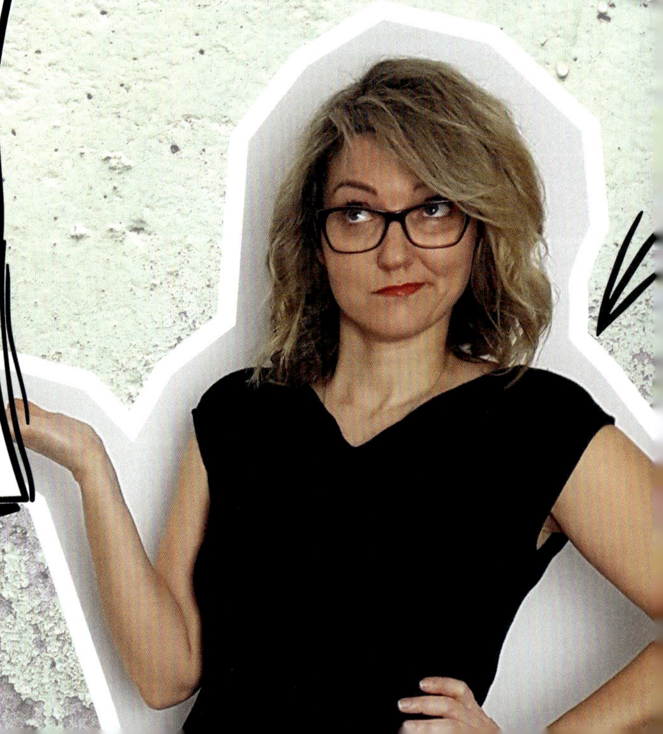

Es ist eine Phase – und die geht vorbei

Natürlich hätte ich konsequenter sein und darauf bestehen können, dass sie mir helfen. Das habe ich verpasst. Vielleicht aus Bequemlichkeit, weil ich es lieber schnell selbst gemacht habe, als hundertmal zu fragen und zu bitten. Vielleicht war es aber auch, weil mir bewusst war, wie sehr die Jungs in dieser Zeit mit sich selbst beschäftigt waren. Mit ihrer Entwicklung. Mit ihrem Körper. Mit all dem, was die Hormone bei ihnen gerade so anrichten.

Ich habe mir immer gesagt, dass sie das nicht tun, um mich zu ärgern, sondern dass sie in dieser Phase einfach nicht anders können. Wie kann ich ein Interesse an Ordnung und Struktur erwarten, wenn im Pubertier-Gehirn gerade das reinste Chaos herrscht und sich alles verändert? Da ist man nicht der, der aufräumt oder der Mama hilft. Ich habe das immer als eine normale Entwicklung empfunden.

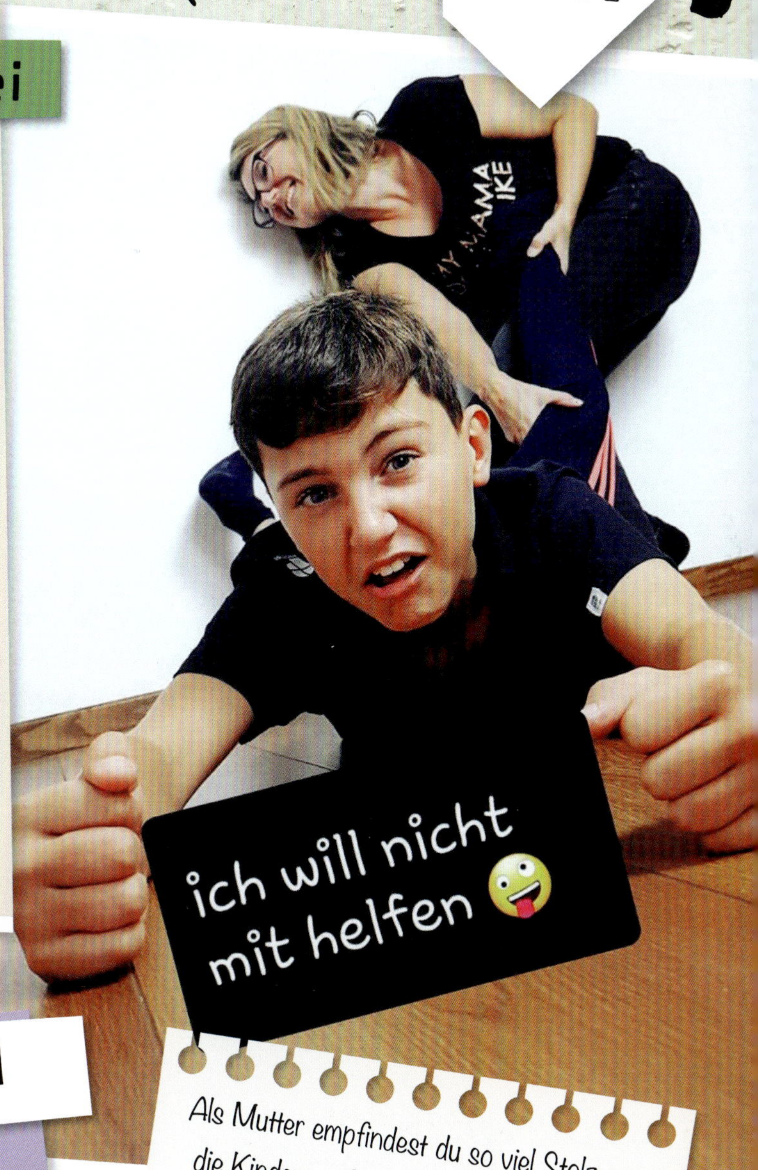

Happy End für Haushaltsmuffel

Das Schöne: Als ich einmal sechs Wochen krank war und wirklich gar nichts im Haushalt machen konnte, hat auf einmal alles funktioniert: Meine Kinder haben gekocht, den Tisch gedeckt, das Geschirr gespült, aufgeräumt, geputzt. Ich fand es wunderbar zu sehen, dass sie all das offensichtlich sehr wohl können, wenn es sein muss.

Als Mutter empfindest du so viel Stolz, wenn die Kinder groß und selbstständig werden…

„Maaaamaaa, ich habe mir die Milch gaanz alleine eingegossen!“

Und Angst.

Angst empfindest du auch.

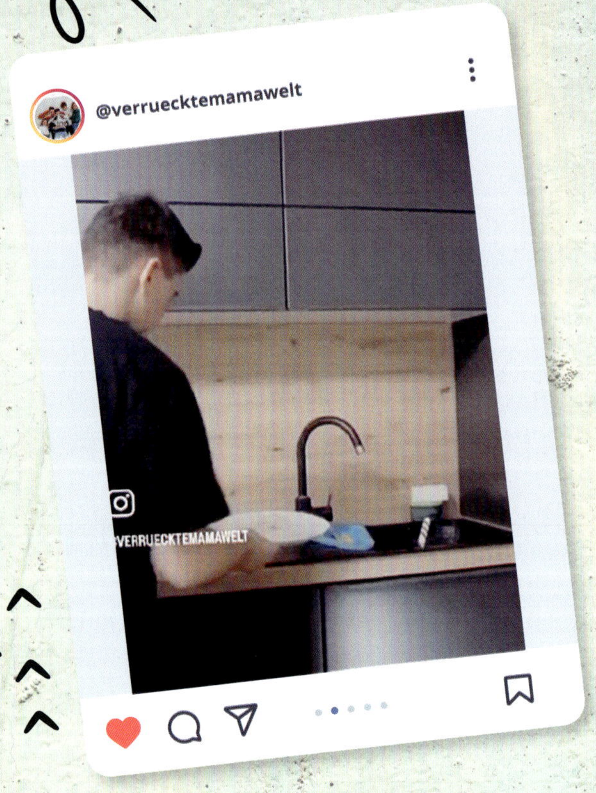
@verruecktemamawelt

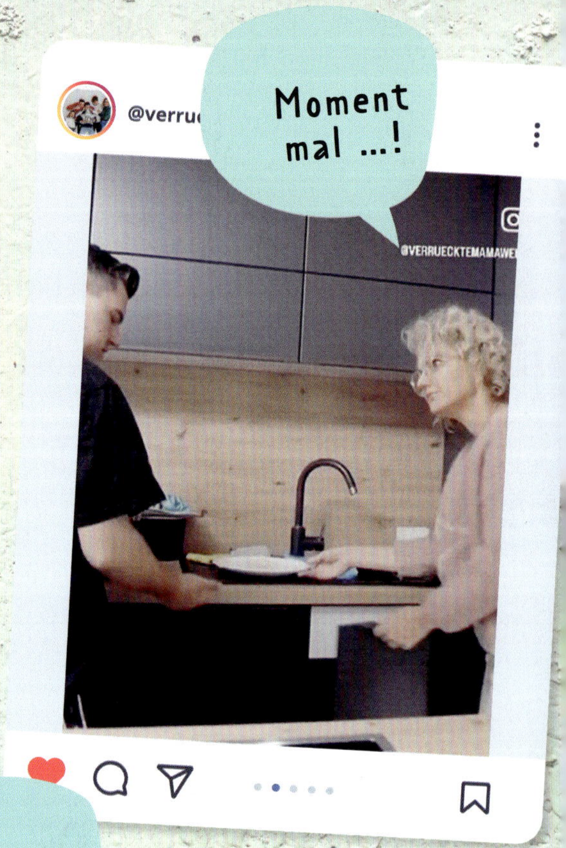
Moment mal ...!

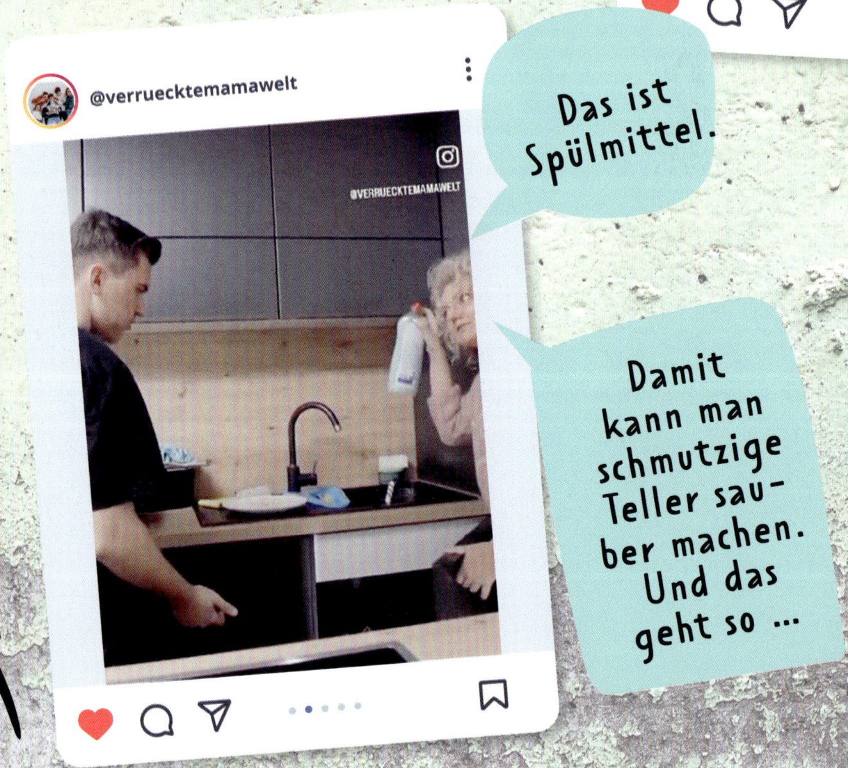
@verruecktemamawelt
Das ist Spülmittel.
Damit kann man schmutzige Teller sau-ber machen. Und das geht so ...

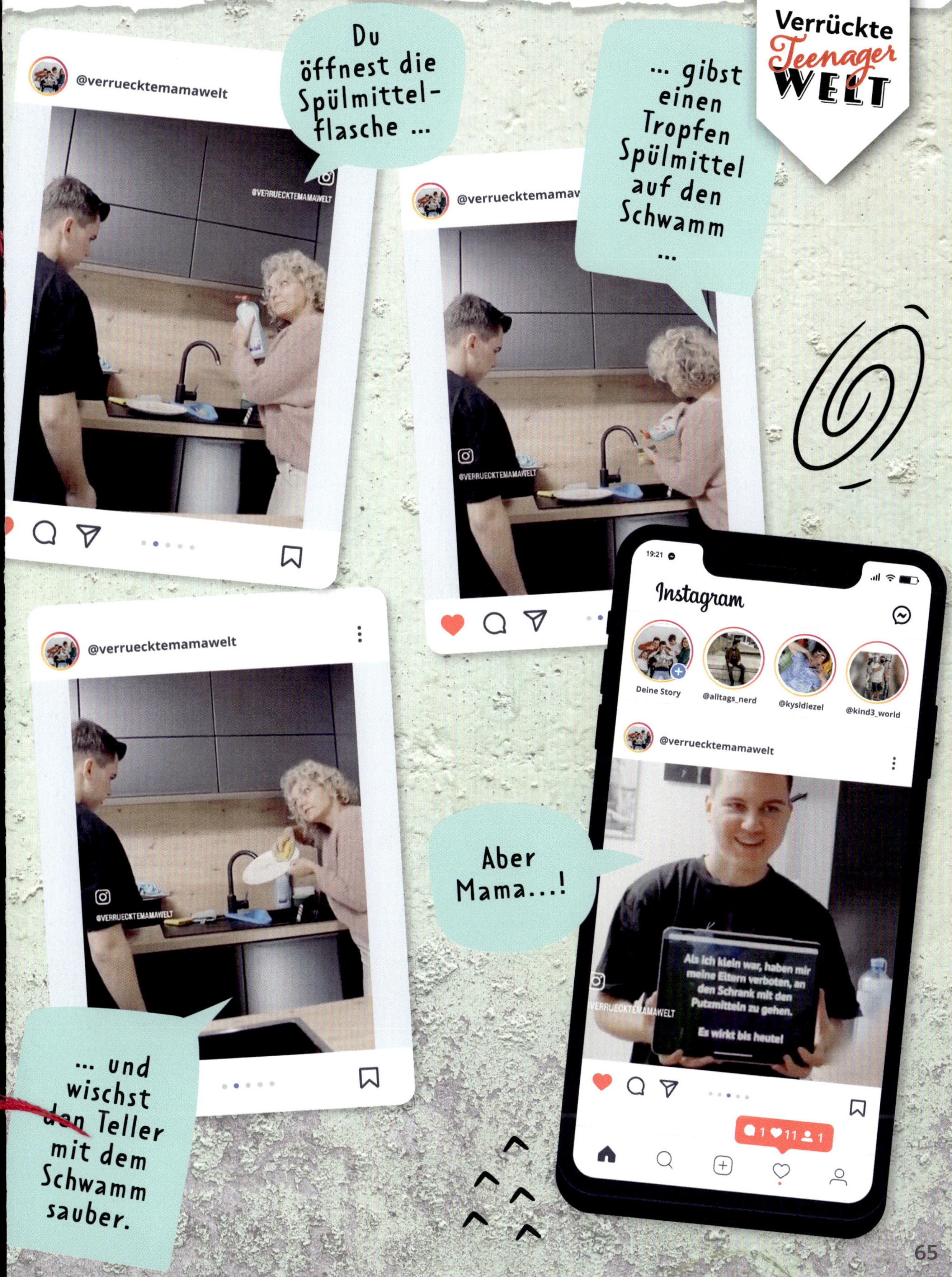
@verruecktemamawelt
Du öffnest die Spülmittel-flasche …
@verruecktemamawelt
… gibst einen Tropfen Spülmittel auf den Schwamm …
@verruecktemamawelt
… und wischst den Teller mit dem Schwamm sauber.
Instagram
Deine Story
@alltags_nerd
@kysldiezel
@kind3_world
@verruecktemamawelt
Aber Mama…!
Als ich klein war, haben mir meine Eltern verboten, an den Schrank mit den Putzmitteln zu gehen.
Es wirkt bis heute!

KNUTSCHEN DIE NUR?

Wenn der Teenager den ersten Freund oder die erste Freundin nach Hause bringt, stellen sich Eltern von heute auf morgen viele Fragen. Das war bei mir nicht anders.

Was koche ich?

Bleibt sie zum Essen?

Isst sie vegan? Vegetarisch? Hat sie eine Allergie?

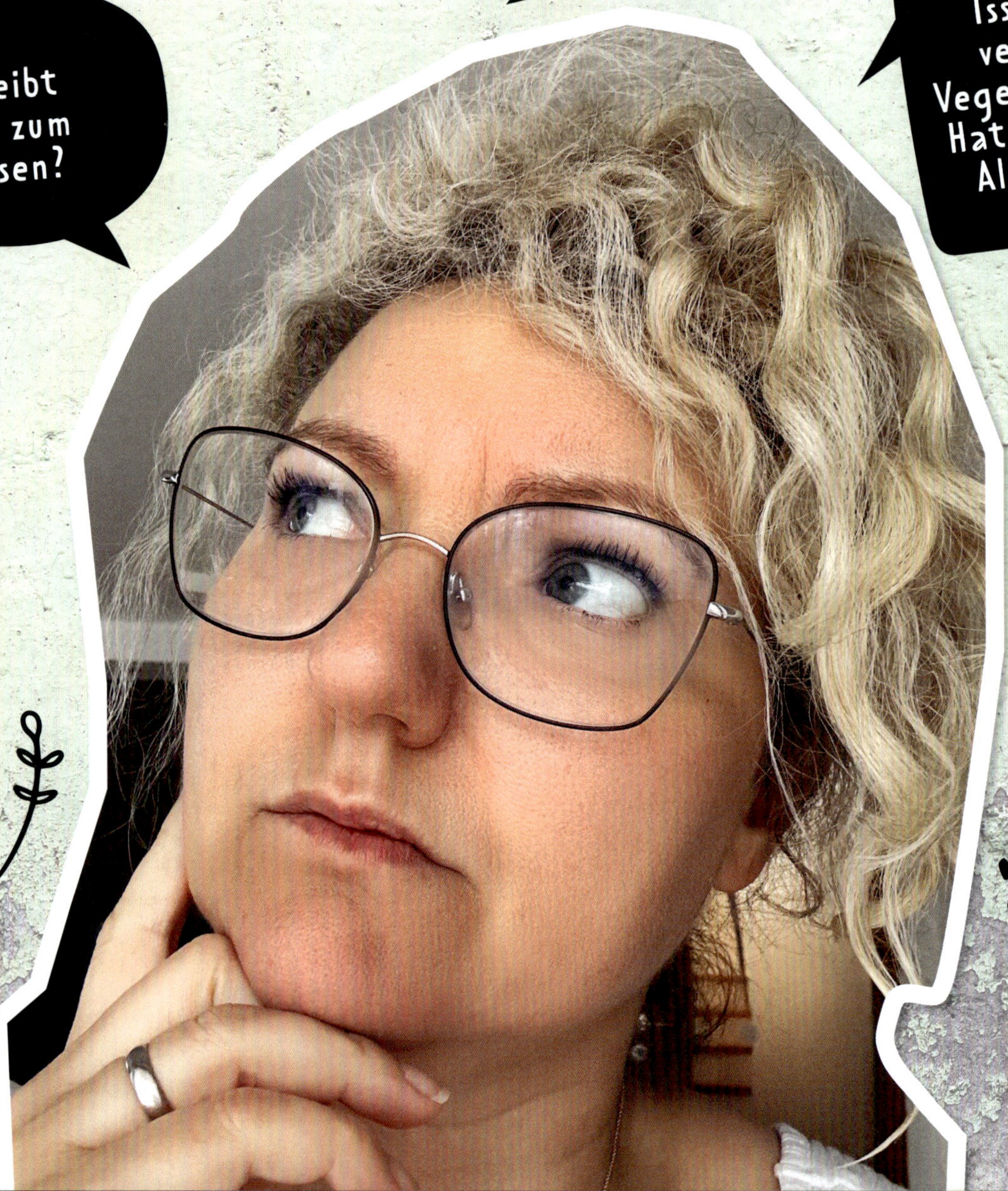

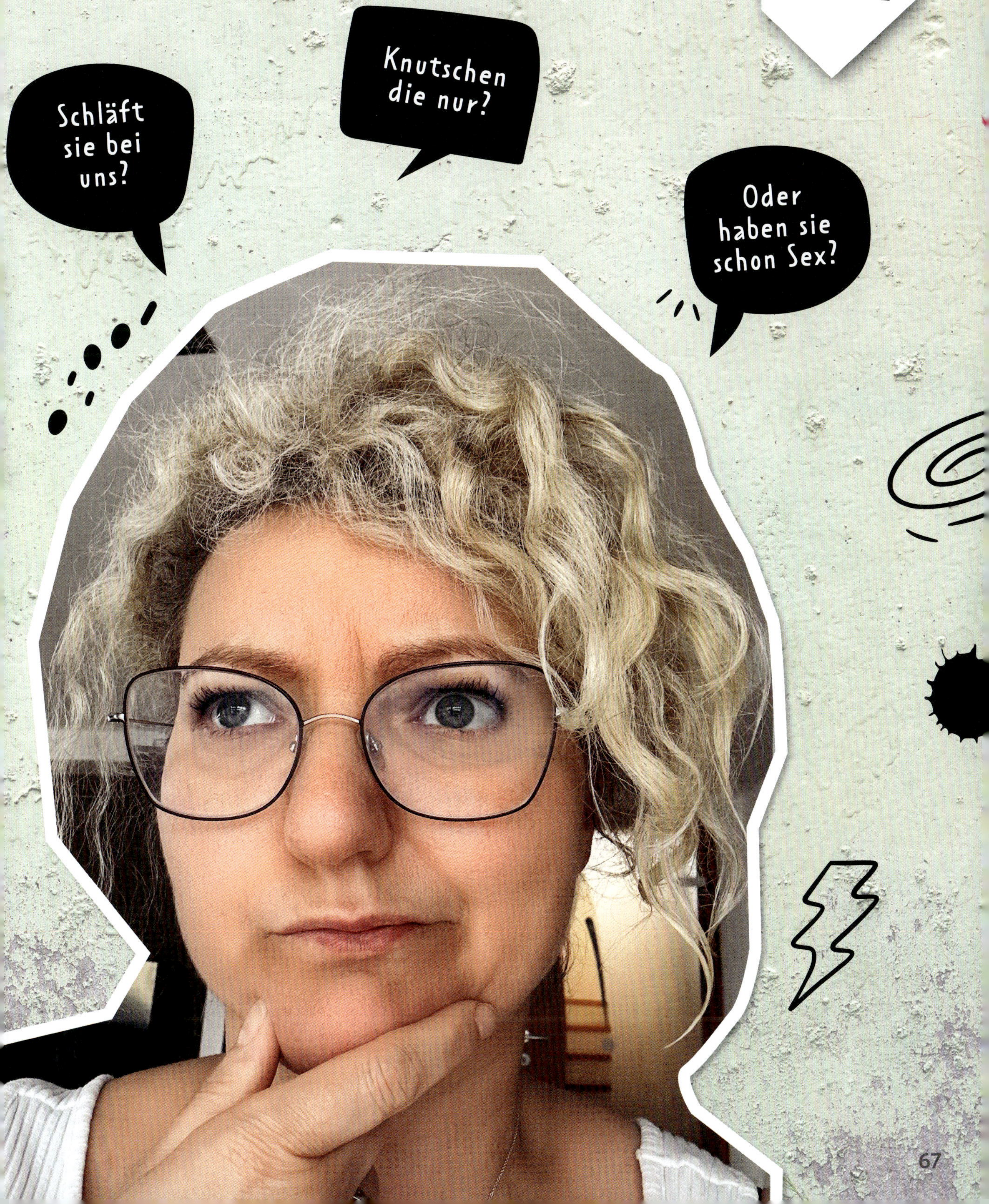
Schläft sie bei uns?
Knutschen die nur?
Oder haben sie schon Sex?

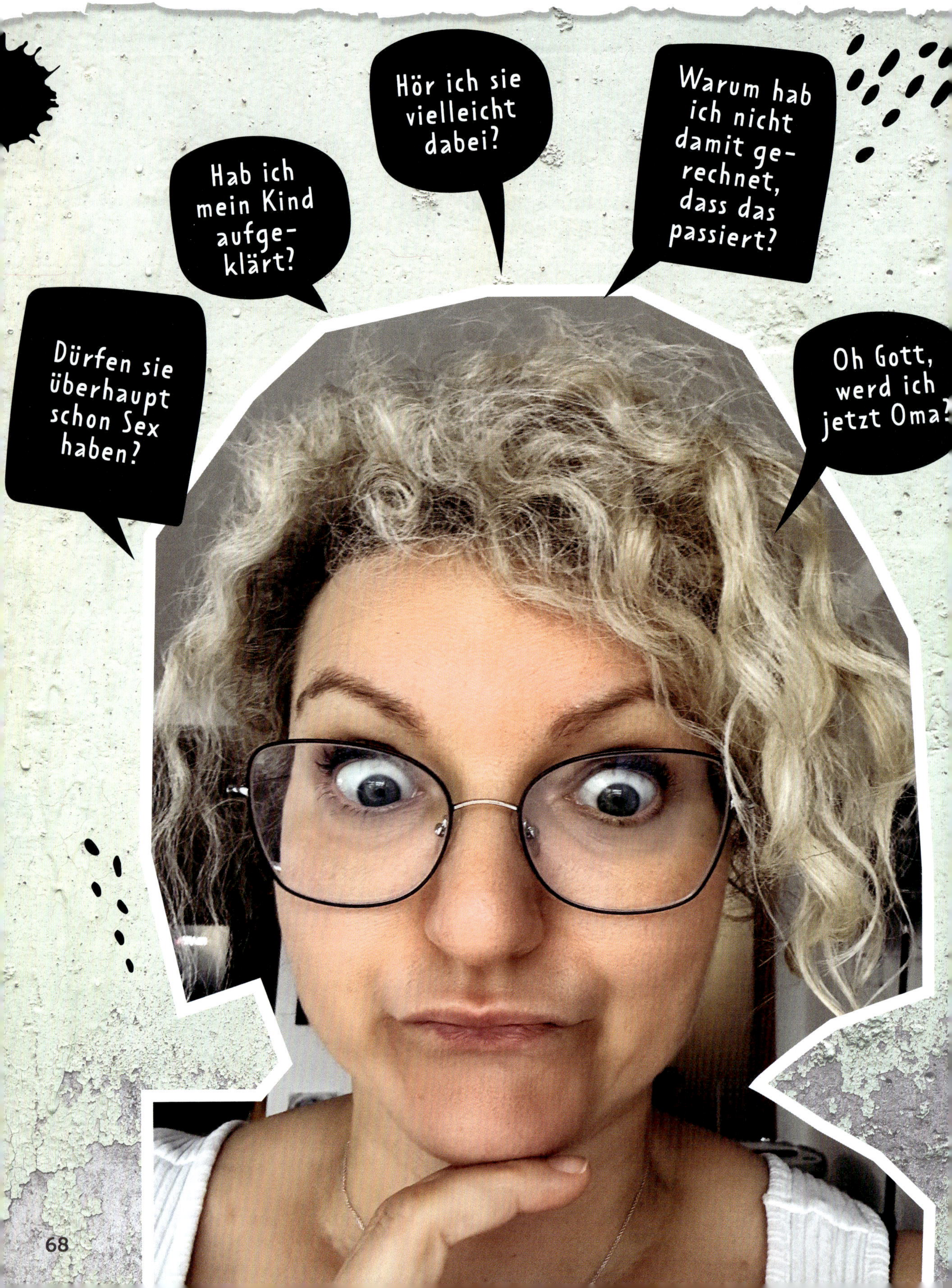
Dürfen sie überhaupt schon Sex haben?
Hab ich mein Kind aufgeklärt?
Hör ich sie vielleicht dabei?
Warum hab ich nicht damit gerechnet, dass das passiert?
Oh Gott, werd ich jetzt Oma?

Ein neuer Mensch kommt in die Familie

Mein Kind hat einen Freund oder eine Freundin. Ein neuer Mensch kommt in unsere Familie. Unsere Familie ist ein Team, das 15 Jahre lang in dieser Besetzung super funktioniert hat. Wir haben unseren eigenen Rahmen, an dem sich alle orientieren. Jetzt kommt jemand Neues hinein, mit einem anderen Familienrahmen und einer eigenen Familiengeschichte. Das neue Familienmitglied wird etwas verändern. Was das sein wird, weiß ich vorher nicht. Mit ist es aber wichtig, die Veränderung zu akzeptieren. Es kommt ein neues Familienmitglied, und auf das freue ich mich! 🥰

"Du weißt, dass dein Kind einen Freund oder eine Freundin hat ...

... wenn am nächsten Morgen fremde Schuhe im Flur stehen. 😅

Verrückte MAMA WELT live"

WENN DER HERZSCHMERZ KOMMT

Für viele Eltern eine harte Phase. Man möchte so gern helfen – kann aber eigentlich nur wenig tun.

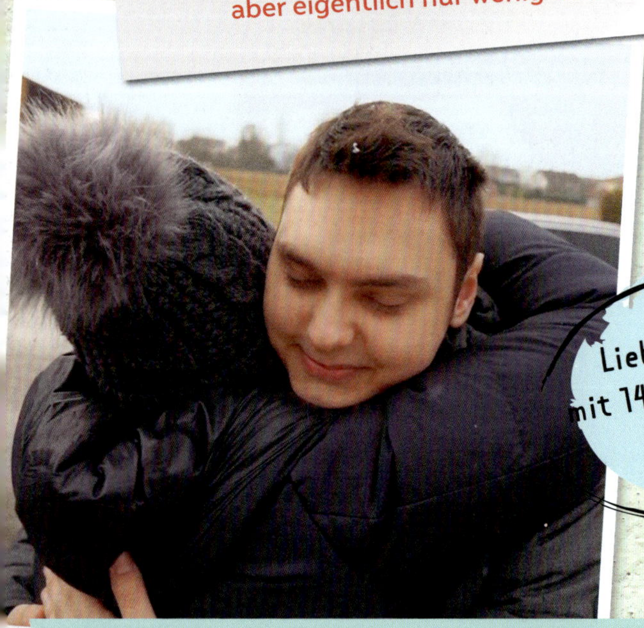

Liebeskummer ist mit 14 genauso schlimm wie mit 34!

„Ich weiß, das tut weh"

Versetz dich hinein in deinen Teenie. Wie ging es dir selbst bei deinem letzten oder ersten Liebeskummer? Nimm das ernst. „Ich verstehe dich, das tut weh!" Wichtig ist, dass sie den Gefühlen freien Lauf lassen dürfen – auch die Jungs! Sie dürfen genauso weinen und traurig sein. „Sei stark, du bist ein Mann" – das ist heute zum Glück nicht mehr so! Heulen, wütend die Türen schlagen, nichts essen, viel essen: Alles ist jetzt okay. Genauso okay ist es, wenn sie in ihrem Zimmer sein und das mit sich selbst ausmachen wollen. Frag einfach, was sie brauchen. Sie kommen von allein, wenn sie Hilfe nötig haben.

„Das ist halb so schlimm", will niemand hören

Die Freundin hat Schluss gemacht – für deinen Teenie bricht eine Welt zusammen. Für uns Eltern ist der Liebeskummer der eigenen Kinder oft noch schwerer auszuhalten als für die Teenies selbst. Intuitiv wollen wir unsere „Kleinen" vor dem Schmerz und der Trauer schützen!

Bei Liebeskummer könnt ihr als Eltern nur für euren Teenie da sein und zuhören. Ihr könnt euch nicht einmischen. Ihr könnt eine Schulter zum Ausweinen anbieten, vielleicht das Lieblingsessen kochen oder einen riesigen Eisbecher holen. Verharmlosen oder Herunterspielen ist keine gute Idee. „Ach, Schatz, das ist halb so schlimm, das geht wieder vorbei", will in dieser Situation niemand hören. Das Gefühl, in jemanden verliebt zu sein oder jemanden zu lieben, der dich nicht liebt – das ist ganz schlimm! Und zwar mit 14 genauso wie mit 34!

WAS HILFT BEI LIEBES-KUMMER?

Freunde treffen

Reden

Gemeinsam einen Film schauen

Eisbecher mit Schlag-sahne

Eine Schulter zum Auswei-nen anbieten

PC spielen

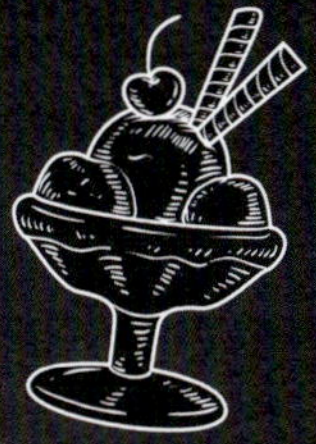

Einen Spa-ziergang machen

Im Arm von Mama oder Papa auf der Couch liegen

Eine warme Decke

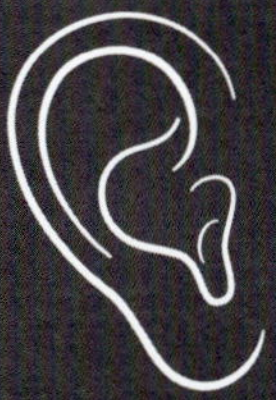

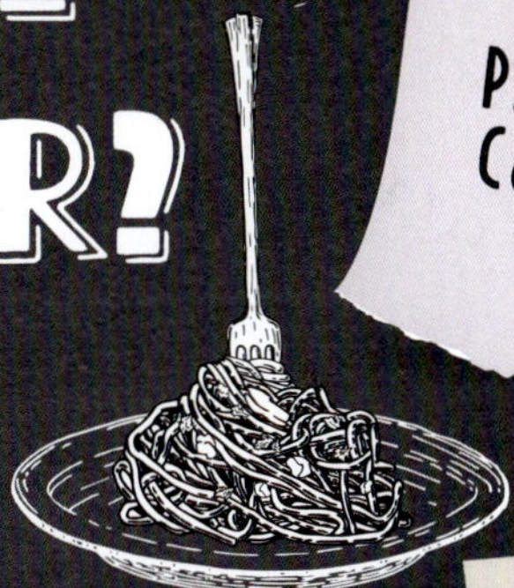

Lieblingsessen kochen

Zu-hören

Heiße Schokolade

Liebe, Geborgenheit und Sicherheit

Gemeinsam was unter-nehmen

LASST TEENAGER REBELLEN SEIN!

Die Teenagerzeit ist wichtig, damit Kinder rebellieren können. Viele Mütter und Väter glauben, dass das persönlich gegen sie gerichtet ist. Aber das ist nicht der Fall!

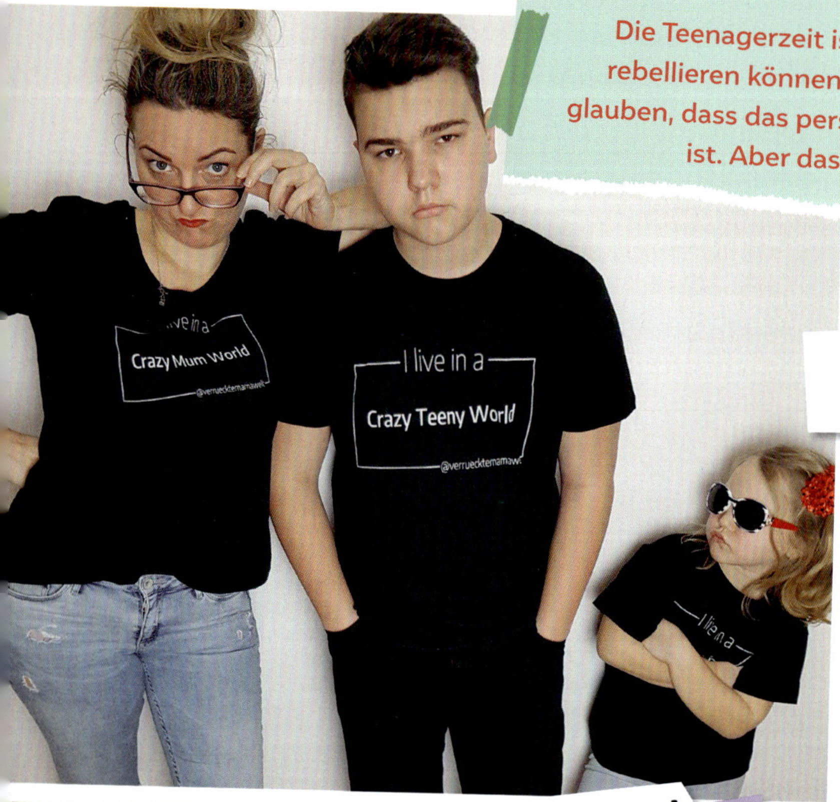

Ein Kind, das macht, was Eltern möchte

Klar macht es vieles einfacher, ein braves Kind zu haben, das alles macht, was wir Eltern möchten. Aber macht das Kind die Dinge dann auch für sich? Oder für uns? Es verhält sich vielleicht so, weil es mit den Eltern oder mit den Lehrern keine Konflikte haben möchte. Weil es merkt, dass es Anerkennung nur bekommt, wenn es sich „brav" verhält. Was lernt so ein Kind für die Zukunft? Wenn ich mich nur genug anstrenge und alles richtig mache, kann ich Konflikte vermeiden. Aber wollen wir unsere Kinder wirklich zu überangepassten und perfektionistischen Erwachsenen erziehen?

Nein, ich will das nicht!

Ich finde, dass dieses „Nein, ich will das aber nicht machen!" wichtig für die Entwicklung der Kinder ist. Ich weiß aber auch, dass es uns Eltern oft schwerfällt, ein Nein auszuhalten. Ich hab mir immer gesagt, dass ein Nein nicht persönlich gegen mich gerichtet ist. Dass es nicht mich als Mutter ablehnt. Sondern dass das Nein notwendig ist, damit das Kind seine eigene Persönlichkeit entwickeln kann. Und dass jedes Nein ein mutiger Schritt auf dem Weg zu einem konfliktfähigen Erwachsenen ist, zu dem sich unsere Kinder hoffentlich entwickeln.

Ausweg aus der Nein-Sackgasse

Manchmal ist die Rebellion aber auch nicht okay. Dann nämlich, wenn sie unangenehme oder gefährliche Konsequenzen hat. Wenn du Teenager hast, fallen dir dafür sicherlich einige Beispiele ein. Wenn ich mein Kind davor schützen möchte, muss ich Nein zu meinem Rebellen oder meiner Rebellin sagen. Bleibt man bei einem willensstarken Kind jedoch starr beim Nein, ist man schnell in einer Sackgasse gefangen. Der Ausweg daraus ist dann oft schwierig. Ich halte nichts davon, den Willen der Kinder zu brechen. Man muss eher eine Balance finden.

Ich sage mir immer, dass das Kind sich nicht so verhält, weil es mich ärgern möchte. Ich stelle mir dann vor, wie es umgekehrt wäre. Wenn ich etwas nicht tun sollte, das ich unbedingt möchte. Oder wenn ich etwas machen sollte, das ich nicht möchte. Dann wäre mein Nein auch vehementer, je mehr mein Gegenüber auf seiner Position beharrt. Deshalb habe ich Verständnis, wenn das Kind irgendetwas nicht möchte, und zeige ihm das auch. „Ich verstehe dich, ich hätte auch keine Lust darauf, wenn ich so alt wäre wie du. Aber ich halte es für wichtig, dass du dies nun tust (oder jenes nicht tust). Bitte sag mir, ob wir einen Kompromiss finden können, der für uns beide okay ist."

5 (Mama-)Fragen – 5 (Teenager-)Antworten

Verrückte MAMA WELT live

Mama: „Wie war's in der Schule?"
Teenager: „Okay."

Mama: „Was habt ihr gemacht?"
Teenager: „Nichts Besonderes."

Mama: „Wie geht's dir?"
Teenager: „Gut."

Mama: „Magst du was essen?"
Teenager: „Später."

Mama: „Wann kommst du nach Hause?"
Teenager: „Weiß ich nicht."

WO IST HEIMAT?

Familien mit Eltern aus verschiedenen Ländern, Kulturen oder Religionen werden immer häufiger. Für Teenager aus diesen Multikulti-Familien ist die Suche nach der eigenen Identität manchmal noch schwieriger als ohnehin schon.

Herkunft, Religion oder Kultur sagen nichts darüber aus, was für ein Mensch wir sind.

„Du bist ja gar kein Österreicher!"

Mein Ältester war 16, als er in der Schule von einer Gruppe Jungs Folgendes hörte: „Deine Mutter kommt aus Serbien, dein Vater aus dem Kosovo, du bist ja gar kein Österreicher. Und Muslime wie du – die gehören nicht aufs Gymnasium." Obwohl in unserer Familie die Religion und die Herkunft eines Menschen nie eine Rolle gespielt haben und sowohl unsere Kinder als auch mein Mann und ich in Österreich geboren wurden, musste mein Sohn sich da gezwungenermaßen Fragen über seine Identität stellen: Wer bin ich? Wo gehöre ich hin? Wo ist meine Heimat?

Er ist kein Kosovare, er ist kein Serbe. Aber als Österreicher wurde er von den Bullys in der Schule offensichtlich auch nicht akzeptiert. Ich hab lange mit meinem Sohn darüber gesprochen. „Du bist du", hab' ich zu ihm gesagt. „Warum brauchst du eine Heimat, um du zu sein? Da, wo du die Haustüre aufmachst und dich Liebe empfängt, bist du zu Hause. Das hat nichts mit dem Land zu tun, in dem du lebst. Deine Familie ist dein Zuhause. Und egal, wo du lebst, dein Wesen ändert sich nicht."

Ich bin Ves

Die Kultur, die Herkunft, die Religion sagen nichts über den Menschen aus. Meine Wurzeln sind in Serbien, aber ich bin in Österreich genauso zu Hause. Trotzdem fühl ich mich nicht als serbisch und nicht als österreichisch. Ich muss mich nicht mit einem Land oder einer Nationalität identifizieren. Ich bin Ves.

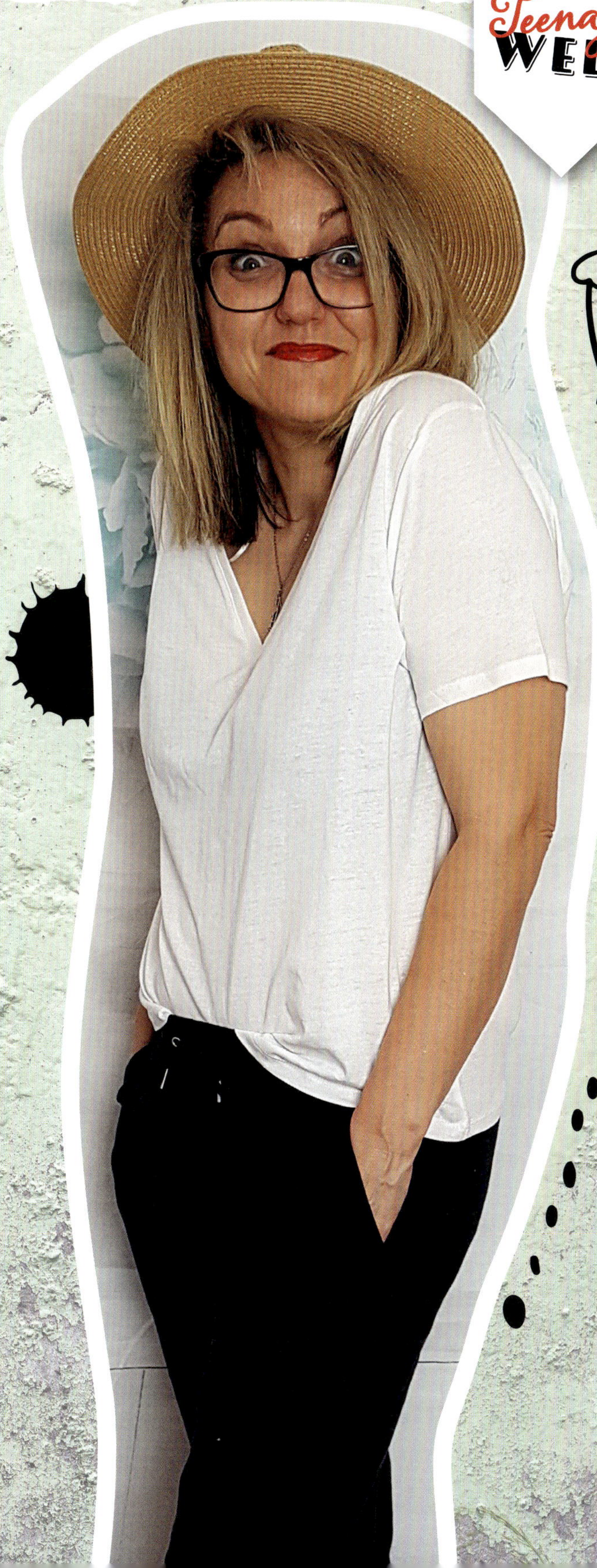

Schrei, wenn du kannst!

Wenn Teenager ihren Führerschein machen, ist das für Eltern eine aufregende Zeit. Denn wollen die Sprösslinge die Prüfung schon mit 17 absolvieren, müssen sie einige Monate mit den Eltern auf dem Beifahrersitz fahren. Und. Das. Ist. Wirklich. Kein. Spaß!

Führerschein bestanden …

Ich bin eine sehr ruhige Mutter. Meine Kinder haben mich nie schreien gehört. Auch wenn ich mich noch so aufgeregt hab über die Kleinen – ich war immer leise und friedlich. Als meine Söhne aber ihren Führerschein gemacht haben, war es damit vorbei!
Bei uns in Österreich können Teenager ab fünfzehneinhalb Jahren mit der Fahrschule beginnen. Sie machen eine Grundausbildung, die wenige Fahrstunden umfasst. Darauf folgt die „praktische Hauptschulung in Form von Ausbildungsfahrten mit einer Begleitperson", wie es so schön heißt. Übersetzt: Die Sechzehn- oder Siebzehnjährigen fahren insgesamt 3000 Kilometer mit Mama oder Papa auf dem Beifahrersitz, bevor sie die Fahrprüfung machen. Praktisch bedeutet das: Du gibst die Kontrolle über dein Auto an ein Kind ab, das nicht Auto fahren kann, und hast noch nicht mal eine Bremse auf der Beifahrerseite!

… Nerven kaputt

Mein Mann hat von vornherein gesagt, er macht das nicht, weil er fürchtete, dass er bei den Fahrten nur rumschreit. Also musste ich ran. „Mama, wir wollen mit dir fahren, weil du ruhiger bist." Natürlich, mein Schatz. Aber weit gefehlt. Ich habe geschrien! Und wie. Und geschimpft. Aus Angst. Aus Verzweiflung. Wir nähern uns einem Zebrastreifen, an dem ein Fahrradfahrer wartet. Ich sage: „Brems, der Radfahrer fährt drüber!" Aber mein Sohn fährt einfach weiter: „Ach, den hab ich nicht gesehen …" Aaaaaahhhhhhhh!

Davor …

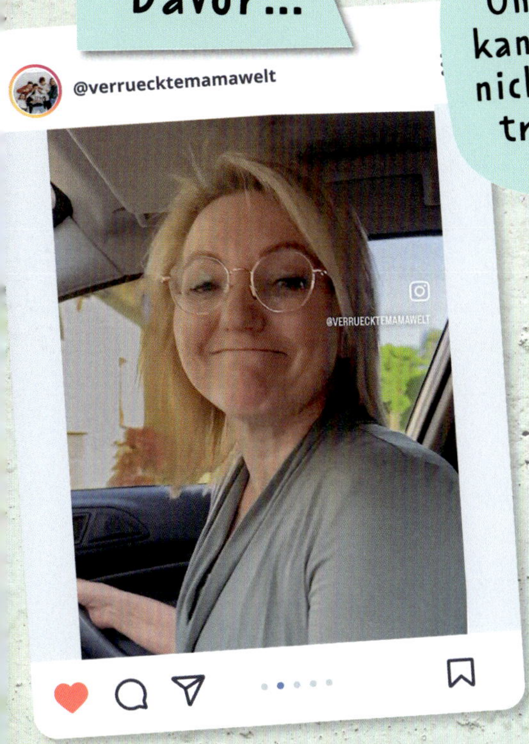

Ohne Musik kann ich mich nicht konzen-trieren! 🤘

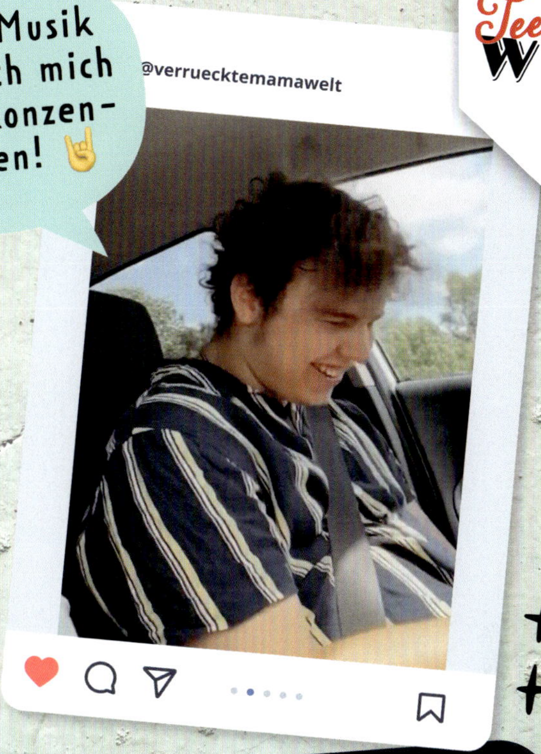

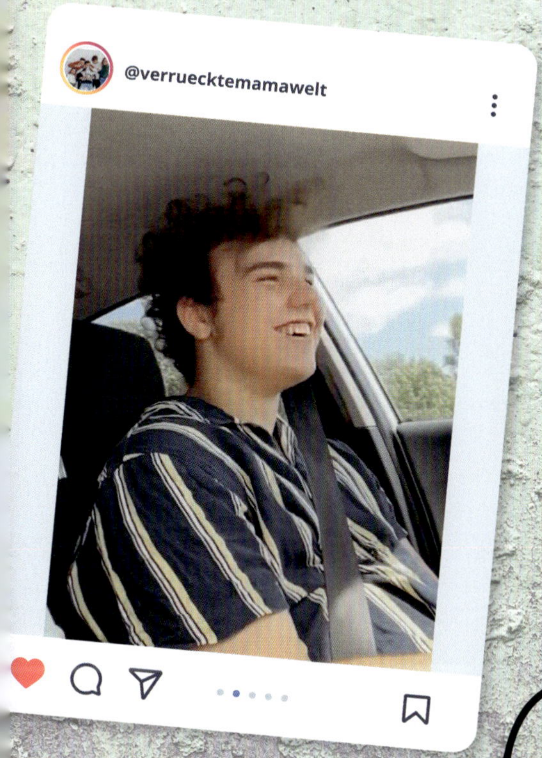

Danach …

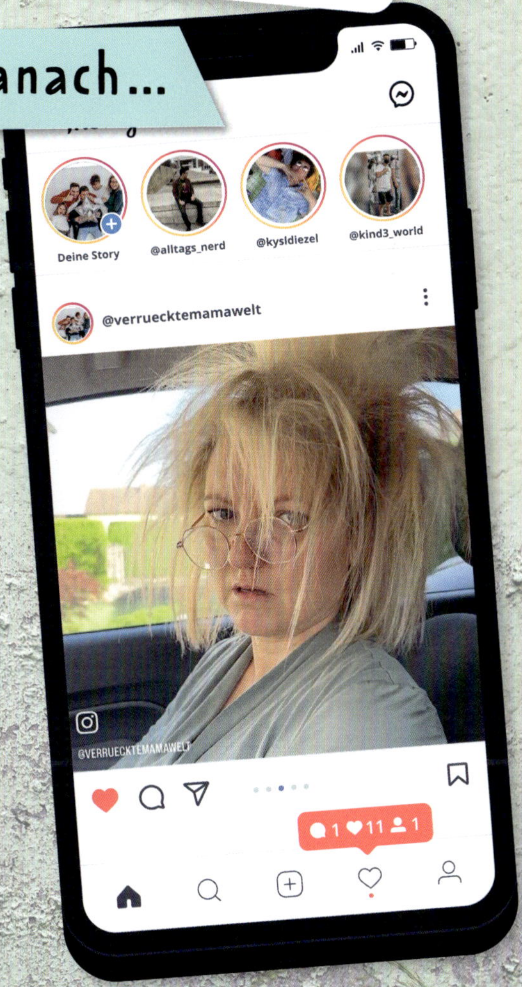

VERRÜCKTE MAMA (UND PAPA-) WELT

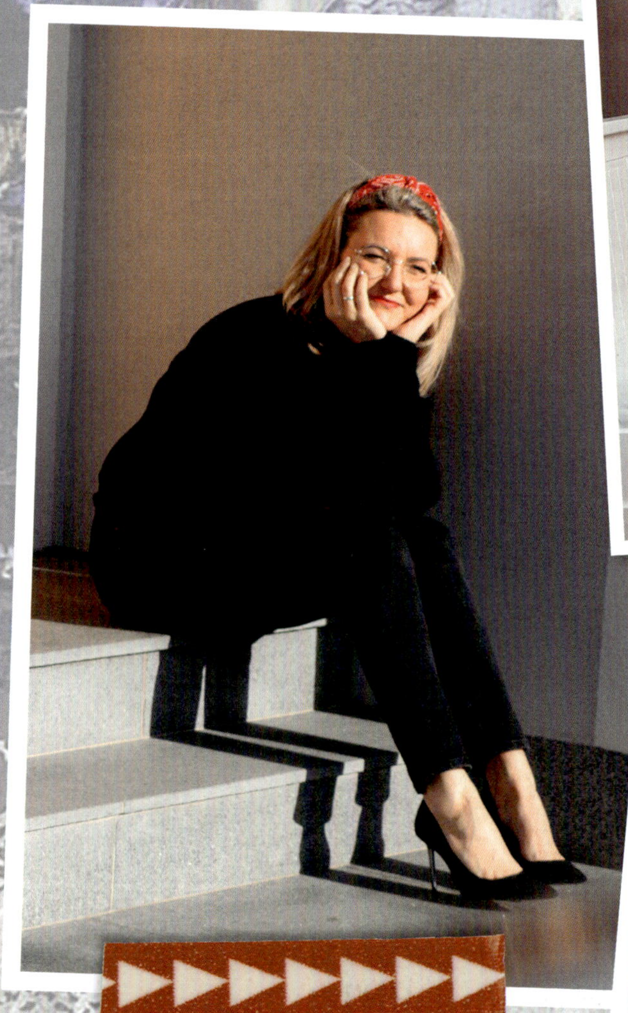

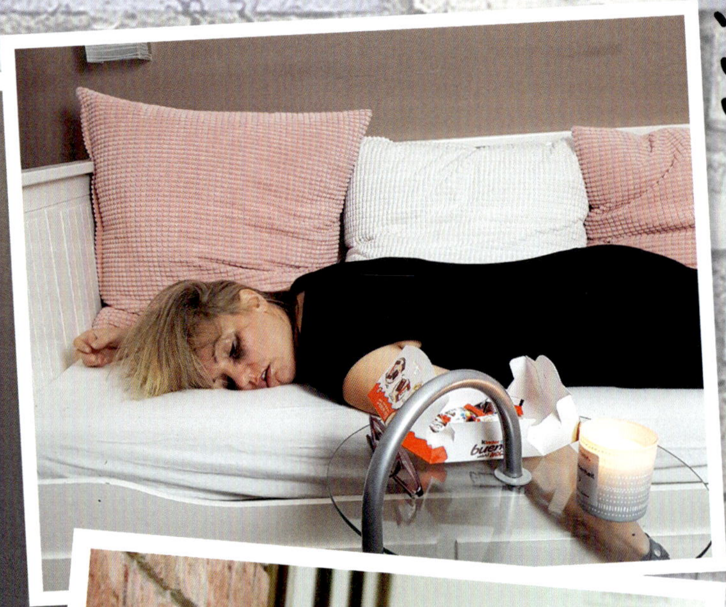

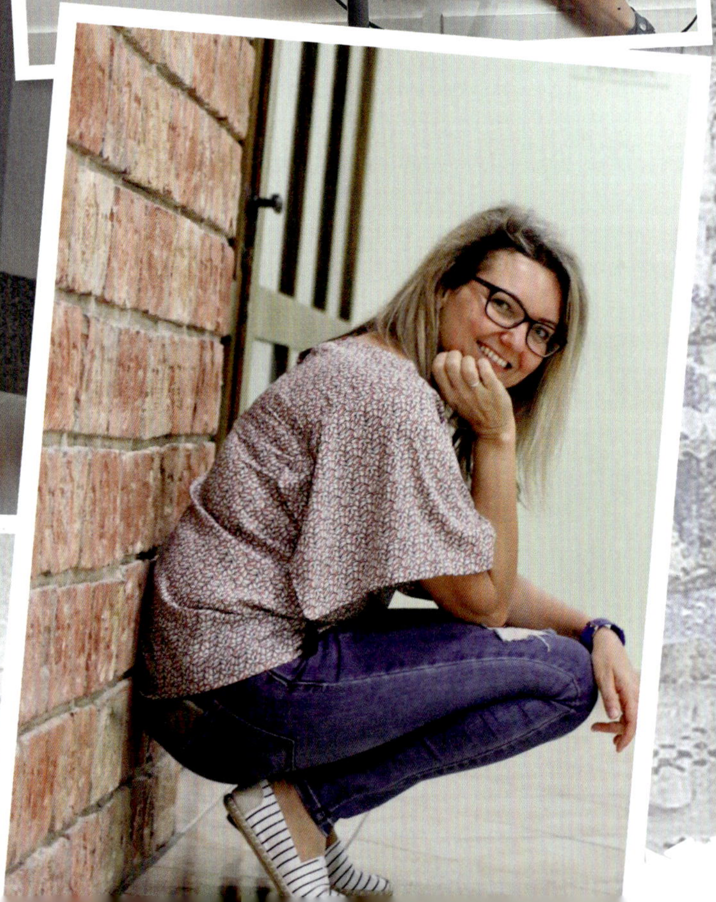

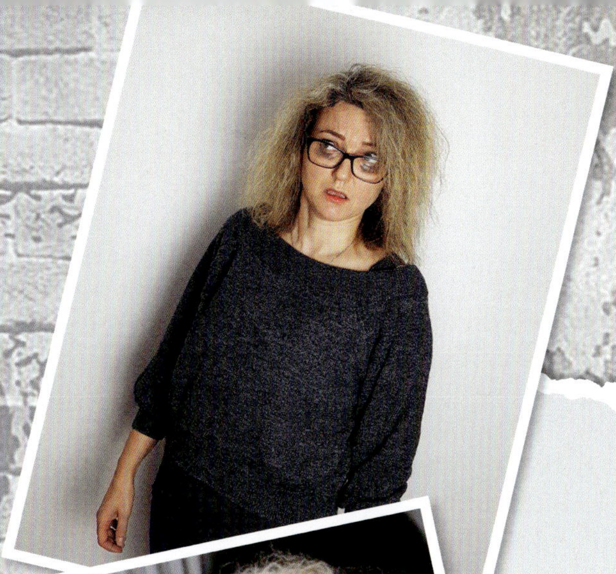

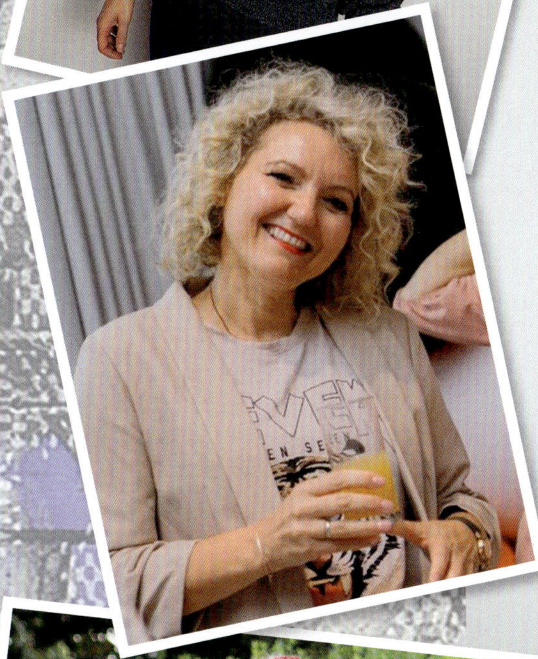

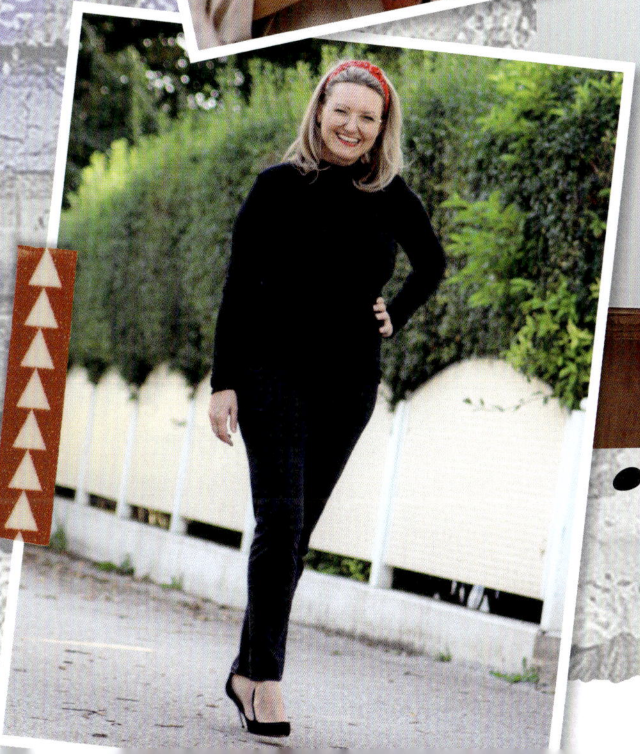

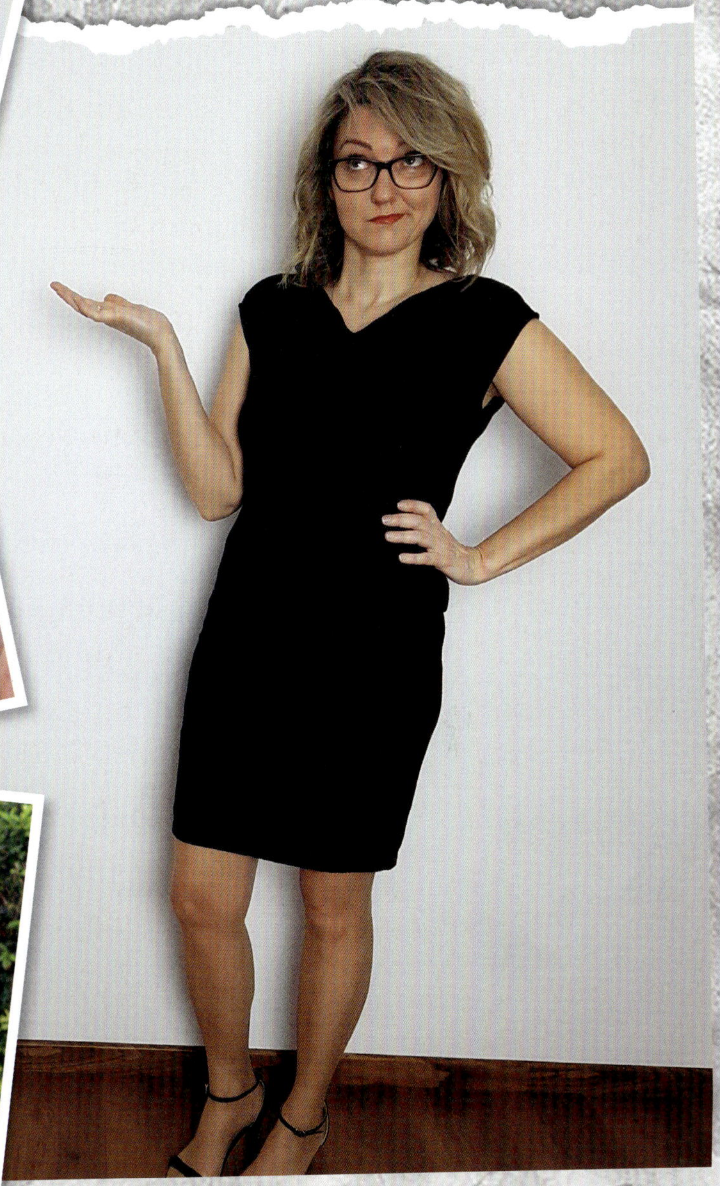

DU WIRST NICHT ALS MAMA GEBOREN

Bin ich eine gute Mutter? Mache ist alles richtig mit meinem Kind? Welche Mama hat sich diese oder ähnliche Fragen nicht auch schon mal gestellt? Viele Mütter haben ständig ein schlechtes Gewissen, weil sie denken, sie seien nicht gut genug.

Die erste Palatschinke in der Pfanne

Wir sind alle unerfahren am Anfang. Vor allem beim ersten Kind. Und das darf auch so sein. So war das bei mir auch. Ich sage immer: Das erste Kind ist wie die erste Palatschinke in der Pfanne. Da probiert man aus. Man ist vielleicht ängstlich und will alles richtig machen. Mit der Zeit macht man aber die Erfahrung, dass man nicht immer alles richtig machen kann. Und man wird gelassener.

Wenn meinem Ältesten früher der Apfel auf den Boden gefallen ist, hab ich ihn sofort weggeworfen, aus lauter Angst, dass der Kleine von den Keimen krank wird. Beim zweiten Kind hab ich den Apfel abgewaschen und ihm dann wiedergegeben. Und Kind 3 hab ich einfach den Apfel mit dem Sand dran in die Hand gedrückt.

Dein Kind überlebt, auch wenn du nicht perfekt bist

Am Anfang wollte ich die Kleinen vor allen möglichen Gefahren beschützen. Auf dem Spielplatz zum Beispiel habe ich Kind 1 nie auf das Klettergerüst gelassen, weil ich Angst hatte, dass etwas passiert. Bei Kind 2 war das schon anders. Er durfte rauf, aber ich bin währenddessen wie irre unter dem Klettergerüst herumgelaufen. Kind 3 schließlich durfte raufklettern und ich war entspannt, weil ich wusste, dass nichts passiert.

Was ich damit sagen will? Ich habe gelernt, dass mein Kind überlebt, auch wenn ich nicht perfekt bin. Und ich liebe meine erste Palatschinke!

Wo bleibt mein Mutterinstinkt?

Viele Mamas denken, sobald das Baby kommt, müssten sie instinktiv wissen, was ihr Baby braucht. Spätestens, wenn das Baby dann aber schreit und sich durch nichts beruhigen lässt, fragen sie sich, wo ihr „Mutterinstinkt" geblieben ist.
Wir Mütter oder Väter müssen nicht sofort wissen, was unser Baby braucht. Eltern können das gar nicht wissen. Wie auch? Babys können nicht sagen: „Mama, ich habe Hunger!" oder „Mama, ich bin müde." Man beobachtet am Anfang und lernt erst mit der Zeit, wie das Baby schreit, wenn es Hunger hat oder müde ist. Ich finde es wichtig, dass man sich als Mutter oder Vater diesen Druck nicht macht. Du würdest ja auch nicht erwarten, dass du einen erwachsenen Menschen, den du gerade erst getroffen hast, schon in- und auswendig kennst und ihm jeden Wunsch von den Lippen ablesen kannst. Genauso ist das mit Babys auch.

Wir Eltern müssen nicht perfekt sein.

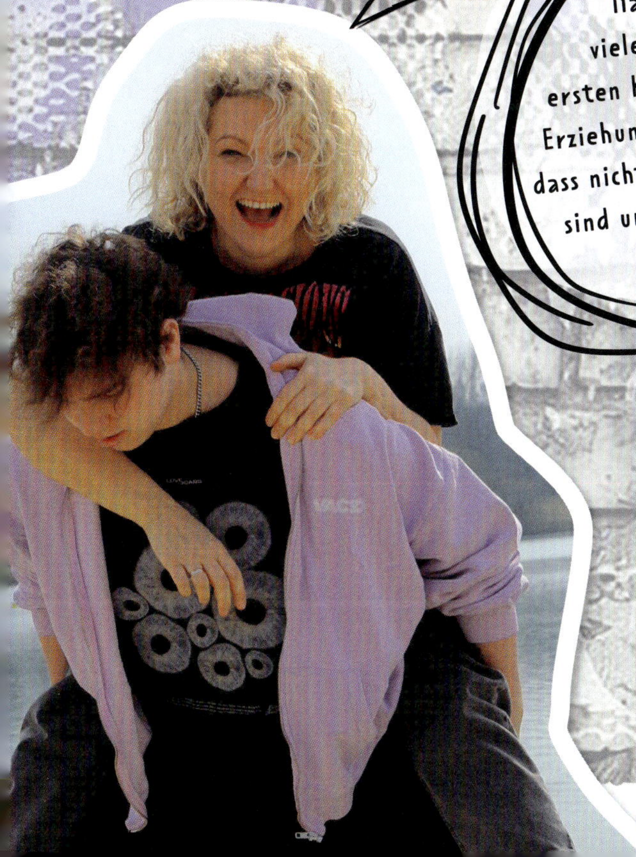

ELTERNRATGEBER?

„Natürlich kann man Ratgeber zu Hilfe nehmen. Für viele Eltern sind sie sehr hilfreich. Ich habe bei meinem ersten Kind viele Zeitschriften gelesen, die sich mit dem Thema Erziehung beschäftigten. Mit der Zeit habe ich aber festgestellt, dass nicht alles, was da drin steht, zu meinem Kind passt. Menschen sind unterschiedlich. Nicht alle Tipps aus den Ratgebern eignen sich für jeden und für jede Situation."

Mit der Zeit habe ich gelernt, dass meine Kinder vieles überleben. Auch das Klettergerüst.

WIE SAG ICH'S MEINER SCHWIEGERMUTTER?

Geschenke, Süßigkeiten, gut gemeinte Ratschläge – wenn sich Nachwuchs ankündigt, kommt es in vielen Familien zu Konflikten zwischen den frischgebackenen Eltern und den Großeltern. Meist geht es um die große Frage: Wer ist für die Erziehung zuständig?

Wie viel Unterschied darf sein?

In vielen Familien gibt es Konflikte mit den Großeltern, wenn das Baby da ist. Häufig haben die Eltern oder die Schwiegereltern gewisse Erwartungen an ihre neue Rolle als Oma und Opa, die mit den Erwartungen der frischgebackenen Eltern nicht übereinstimmt. Vielleicht wollen sie ihr neues Enkelkind häufig sehen. Oder mit Geschenken oder Süßigkeiten verwöhnen. Oder sie möchten den Eltern gut gemeinte Ratschläge geben. Ich habe den Großeltern nie Vorschriften gemacht, was sie mit meinen Kindern tun oder nicht tun sollen. Eine Sache habe ich jedoch nicht akzeptiert: Sie durften mir nicht in die Erziehung reinreden. Das war eine klare Grenze für mich.

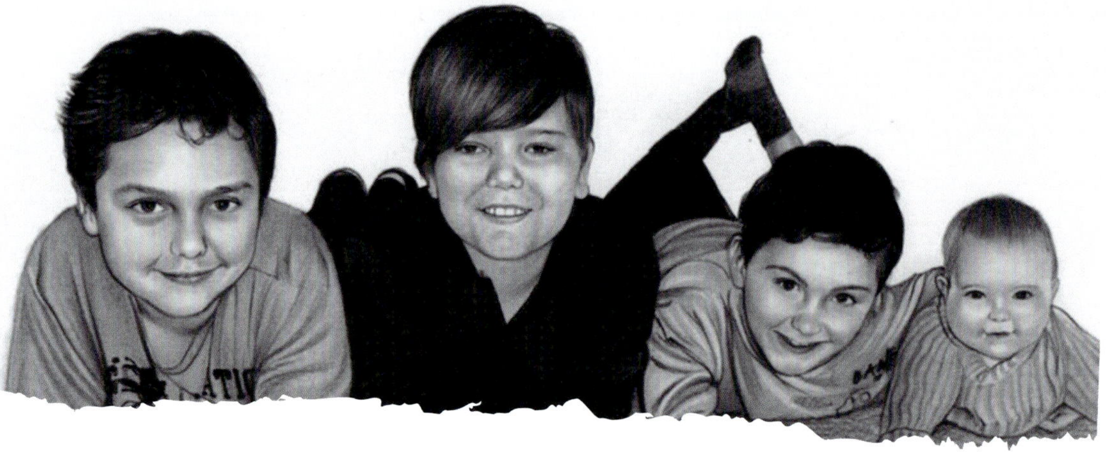

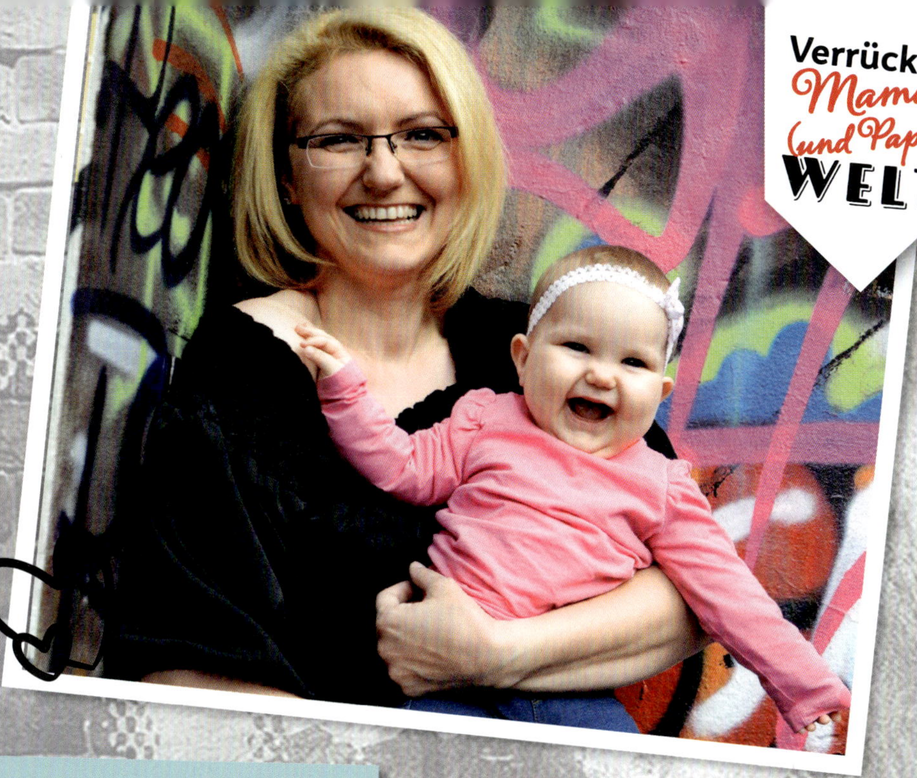

„Bei der Oma darf ich das aber!"

Kinder dürfen bei den Großeltern oft Dinge tun, die zu Hause nicht erlaubt sind. Ich finde das gar nicht schlimm, solange es nicht völlig dem widerspricht, was den Eltern wichtig ist. Omas und Opas dürfen ihre Enkel verwöhnen. Wenn Oma und Opa meinen Kindern früher jedoch Dinge erlaubt haben, die ich nicht gut fand, habe ich das angesprochen. Bei meinen Schwiegereltern durften meine Kinder zum Beispiel immer viel Schokolade essen, zu Hause aber nicht. Ich fand das nicht gut, habe es aber nicht verboten. Stattdessen habe ich mit meinen Kindern darüber geredet und ihnen erklärt, dass sie bei der Oma Schokolade essen dürfen, zu Hause aber nicht. Die Kinder haben das dann als eine Regel aufgefasst. „Bei der Oma dürfen wir das aber! Warum erlaubst du uns das nicht?" brauchte ich mir so zum Glück nicht anzuhören. 😉

Oma und Opa dürfen ihre Enkel verwöhnen!

ICH KANN NICHT MEHR!

Der Alltag mit Kindern, Haushalt und Beruf bringt viele Mütter und Väter an den Rand der Erschöpfung. Was würde unser 80-jähriges Ich dazu sagen?

Ich wäre heute lieber mit den Kindern schwimmen gegangen. Oder Fahrrad fahren. Stattdessen hab' ich geputzt.

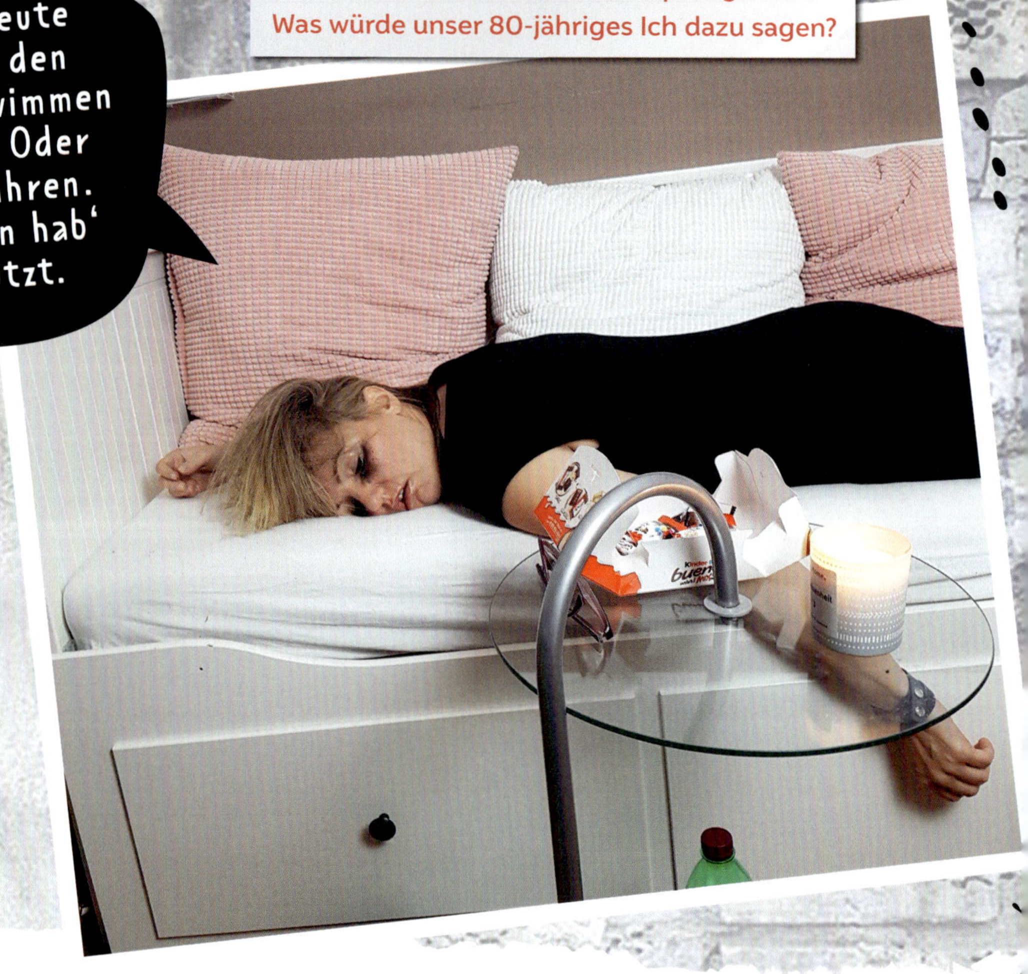

Freizeitstress und Mamataxi

Aufräumen, Wäsche waschen, die Wohnung putzen, mit den Kindern Hausaufgaben machen, anschließend Klavierstunde, Fußballtraining, Kinderyoga, Englischnachhilfe oder Turnen. Dazwischen schnell noch ein Termin beim Kieferorthopäden oder Ergotherapeuten. Natürlich fahren Mama und Papa die Kleinen überall hin. Am Mittag und Abend steht eine gesunde und aus frischen Zutaten zubereitete Mahlzeit auf dem Tisch, beim Fernsehen am Abend wird die Wäsche zusammengelegt oder gebügelt – und bei alldem sind wir glücklich und gut gelaunt und sehen aus wie aus dem Ei gepellt.

Man darf auch mal was rumstehen lassen.

Wer sagt denn, was perfekt ist?

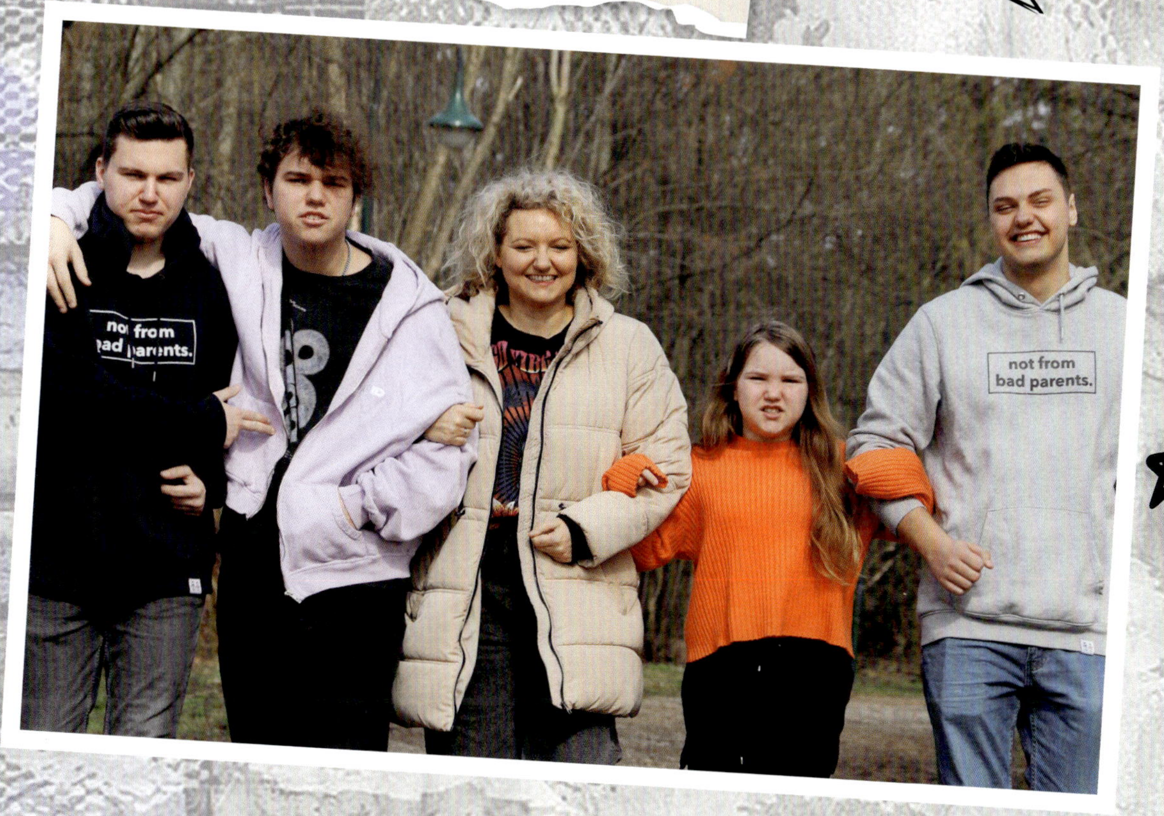

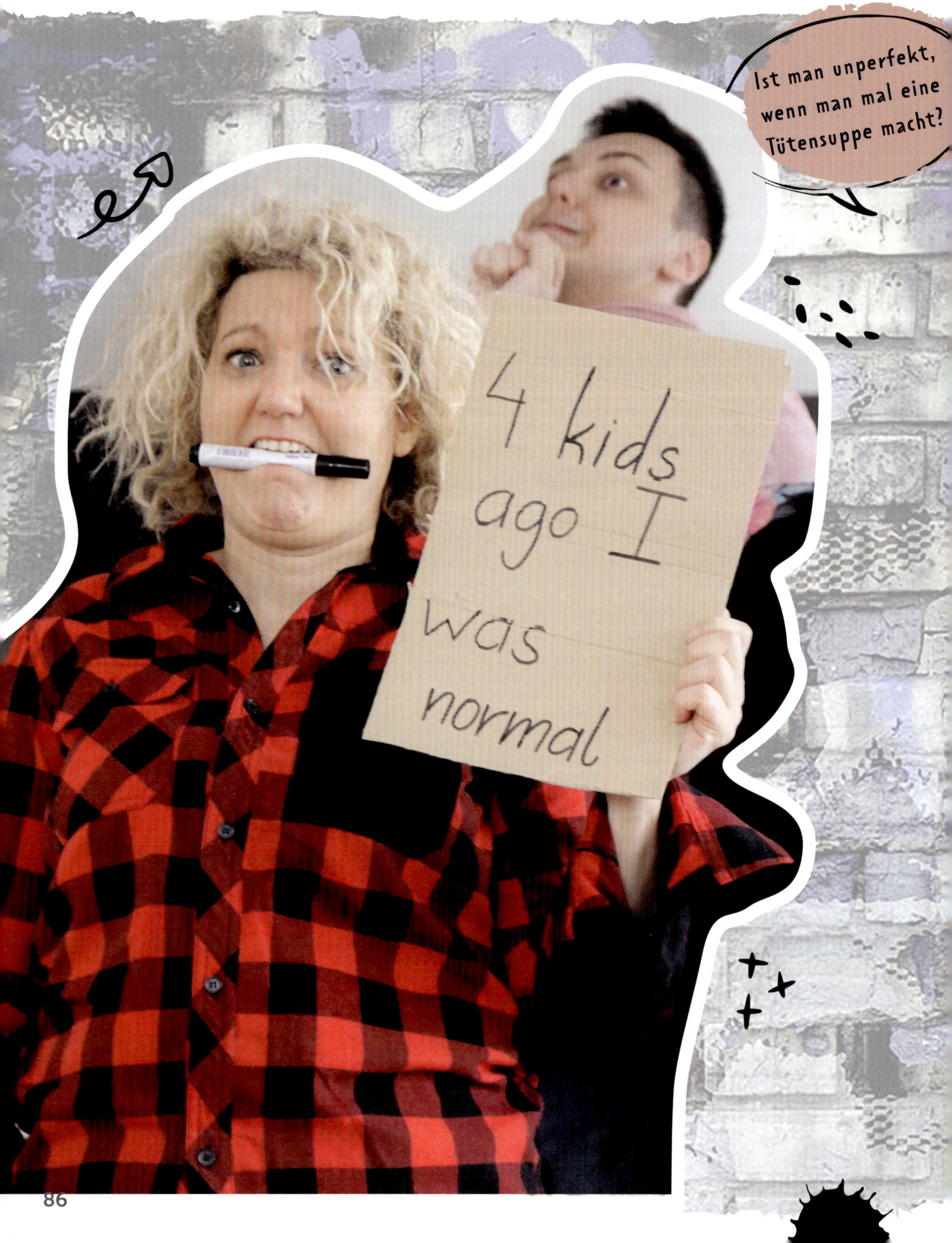
Ist man unperfekt, wenn man mal eine Tütensuppe macht?
4 kids ago I was normal

Alles soll „perfekt“ sein

Dieses Bild des „perfekten“ Familienlebens spukt in vielen Köpfen herum. Wir Eltern haben heute extrem hohe Erwartungen und Ansprüche an uns selbst und unsere Kinder. Wir wollen den Kindern etwas bieten, vielleicht aus Angst, ihnen nicht gerecht zu werden und nicht das Beste für sie zu tun. Als meine Kinder klein waren, war das bei mir genauso. Ich war so in diesem Perfektionismus gefangen, dass ich innerlich Stress bekommen habe, wenn die Kinder im Wohnzimmer beim Spielen irgendetwas verrückt haben. Sofort musste ich das wieder in Ordnung bringen! Irgendwann kam ich aber an den Punkt, an dem ich erschöpft war und mich gefragt habe: Ves, was hast du in deinem Leben bisher eigentlich gemacht? Die Antwort war: Ich habe geputzt. Ich habe Erwartungen erfüllt, die nicht meine eigenen waren. Aber ich habe nicht gelebt.

Schau auf DICH!

Ich habe mir damals vorgestellt, wie ich 80-jährig auf mein Leben zurückschaue und feststelle, dass ich 20 oder 30 Jahre lang nicht auf mich geachtet habe und nur für andere da war. Das wollte ich nicht. Ich musste also lernen, dass ich kein schlechtes Gewissen haben muss und nicht egoistisch bin, wenn ich mal einen Nachmittag für mich haben möchte, wenn ich eine Auszeit brauche, um die Batterien aufzuladen. Ich habe eingesehen, dass es nicht wichtig ist, was andere von mir erwarten. Ich kann auch Ordnung halten, wenn ich nicht jeden Tag der Familie hinterherräume, hinterherputze, hinterhersauge. Der Haushalt rennt nicht weg. Die Zeit, die man mit den Kindern verbringen kann, aber schon. Wenn du erschöpft bist, mach den Haushalt oder die Wäsche am nächsten Tag. Es ist nicht wichtig, dass du irgendwelchen Erwartungen entsprichst. Mach das, was dich glücklich macht! Wenn es dich glücklich macht, dass deine Wohnung sauber und ordentlich ist, dann mach's. Aber mach's für dich. Nicht für andere!

Du bist keine schlechte Mutter, wenn du die Wäsche liegen lässt.

ICH WILL SCHLAFEN!

Wenn man Kinder hat, dreht sich alles um den Schlaf der Kleinen. Aber wie steht's mit der Abend- und Nachtruhe der Eltern?

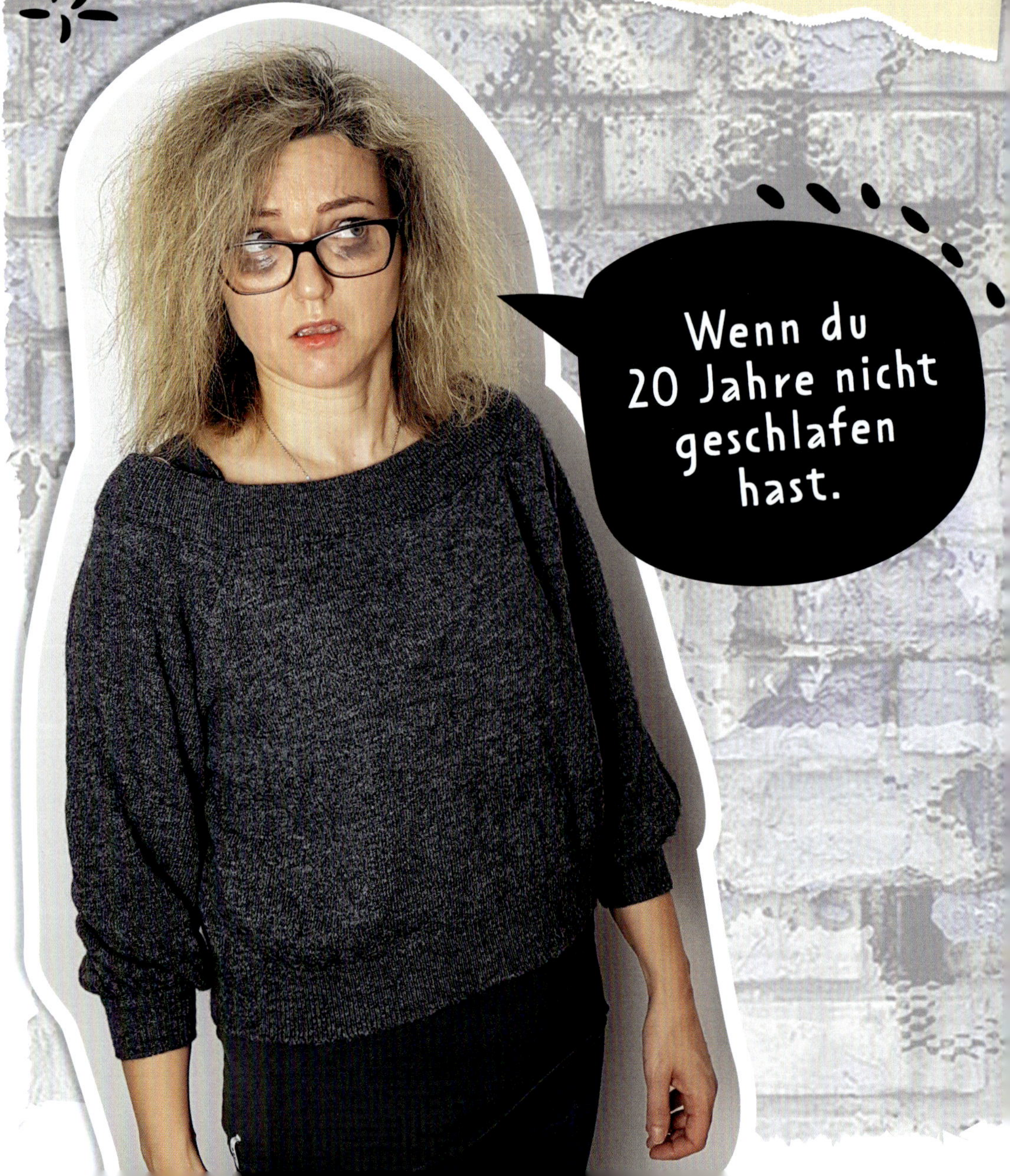

WENN DU EIN BABY HAST,
SCHLÄFST DU NACHTS NICHT,
WEIL DU STILLST ODER DIE
FLASCHE GIBST.

WENN DU EIN KLEINKIND HAST,
SCHLÄFST DU NACHTS NICHT, WEIL
DEIN KIND SCHLECHT TRÄUMT
ODER WEINT.

WENN DU SCHULKINDER HAST,
SCHLÄFST DU NACHTS NICHT,
WEIL SIE BEI DIR IM BETT
SCHLAFEN WOLLEN.

UND WENN DU TEENAGER HAST,
SCHLÄFST DU NACHTS AUCH NICHT,
WEIL DU WACHLIEGST, BIS SIE
HEIMKOMMEN, ODER WEIL DU SIE
VON DER PARTY ABHOLEN MUSST.

UNSERE LIEBLINGS-REZEPTE

Unsere Lieblingsgerichte

Das isst Mama am liebsten: ______________________

____

Das isst Papa am liebsten: ______________________

____

Das isst ______________ am liebsten: ____________

____

Das isst ______________ am liebsten: ____________

____

Das isst ______ am liebsten: ______

______

Das isst ______ am liebsten: ______

______

Das isst ______ am liebsten: ______

______

Das isst NIEMAND am liebsten: ______

______

Das koche ich NIE mehr: ______

______

Verrückte MAMA WELT live

„Dieser Moment ...

... wenn du ein tolles neues Rezept ausprobiert hast – und es dann alleine isst."

KNACKER-SALAT

Aus Knackwürstchen kannst du ganz schnell einen „falschen" Wurstsalat zaubern. Super als Snack für zwischendurch!

Für 1 Portion

- ½ rote Zwiebel
- 2 Knackwürste
- 10 ml Essig
- 10 ml Öl
- ½ TL Salz

Zwiebel schälen und in feine Ringe schneiden. Knackwürste grob in Stücke schneiden. Essig, Öl und Salz verrühren und mit Zwiebelringen und Wurststücken vermengen.

Dazu schmeckt ein kräftiges Roggenbrötchen. 😉🧡

Knacker oder Knackwürste werden in Österreich Brühwürste oder Bockwürste genannt.

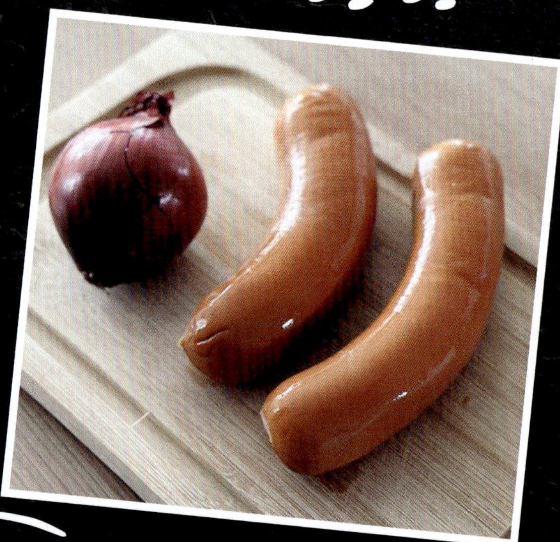

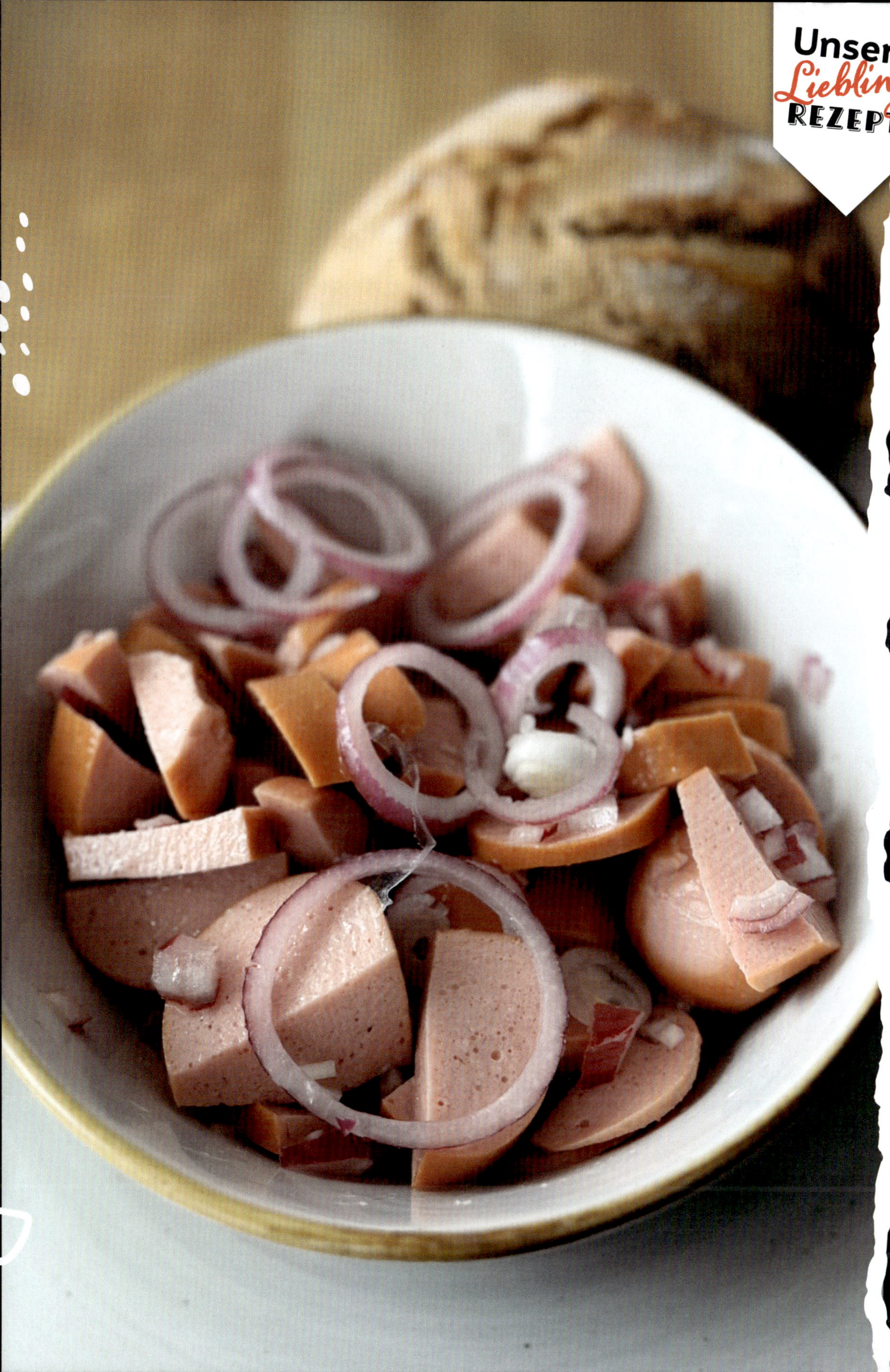

Unsere Lieblings REZEPTE

Sommerlicher Nudelsalat

Ein herrlich leichtes Mittag- oder Abendessen, von dem man trotzdem satt wird – bei uns der Klassiker im Sommer! ❤️☀️

Für 4 Portionen

Für den Salat

- 200 g Spiralnudeln
- 5 Radieschen
- 4 hartgekochte Eier
- 1 Kugel Mozzarella
- 100 g Gouda
- ½ Gurke
- 8–10 Gewürzgurken
- 500 g Fleischwurst

Für das Dressing

- 100 g Naturjoghurt (3,5 % Fett)
- 100 ml neutrales Speiseöl
- 100 ml Essig
- 1 TL Honig
- Salz
- frisch gemahlener schwarzer Pfeffer

Für den Salat Nudeln in gesalzenem Wasser bissfest kochen, abgießen und auskühlen lassen. Radieschen putzen und in Scheiben schneiden. Eier pellen und wie die restlichen Zutaten grob in Stücke schneiden. Alles in einer großen Schüssel vermengen.

Für das Dressing alle Zutaten verrühren.

Das Dressing über den Salat geben, noch mal alles gut vermengen und abgedeckt 2 Stunden kaltstellen.

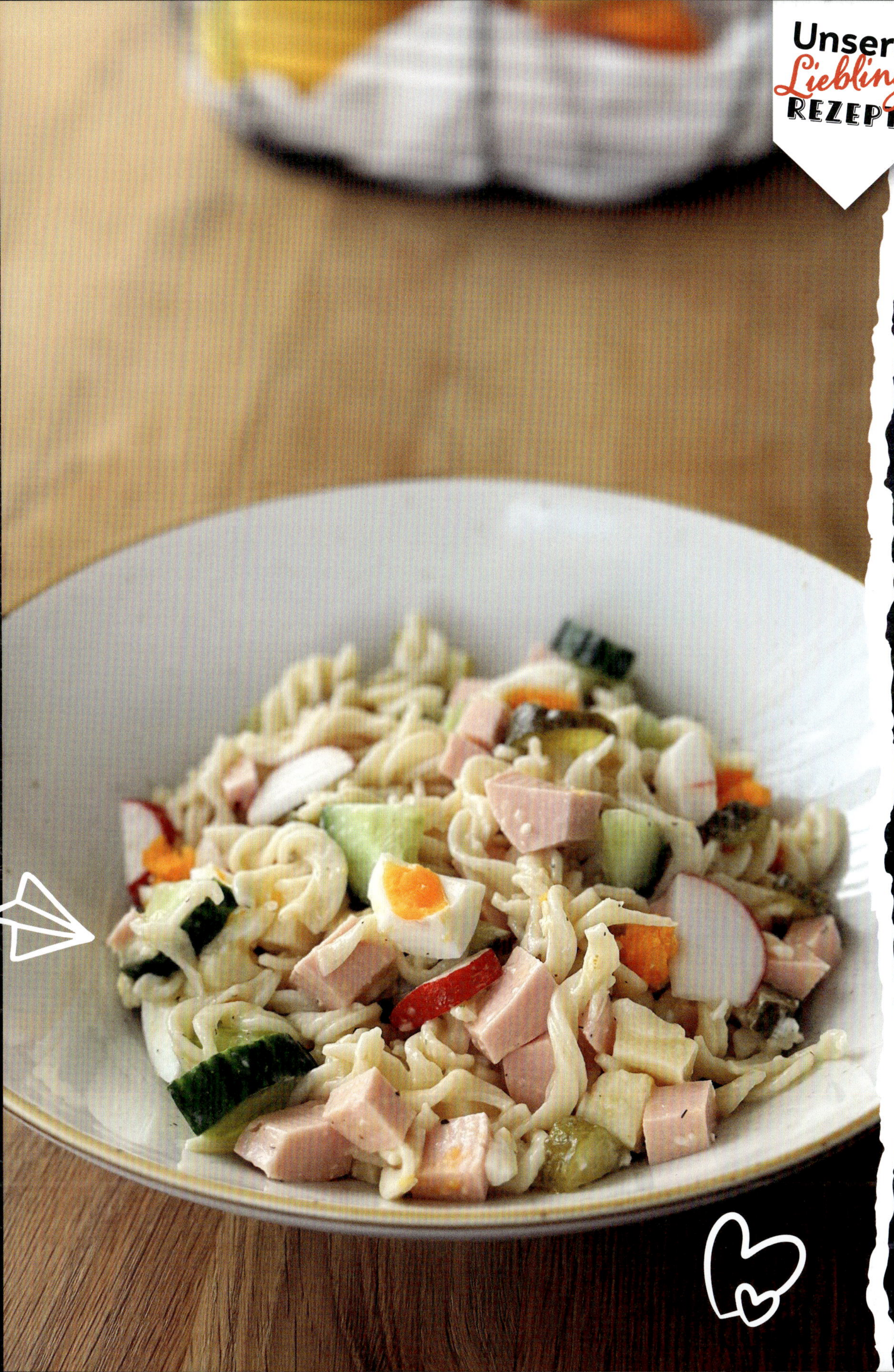

WRAP MIT BULGUR-FÜLLUNG

Wraps, die ganz ohne Fleisch auskommen und trotzdem superlecker und herzhaft schmecken – ideal für Vegetarier.

Für 6 Portionen

Für die Soße

- 1 Zwiebel
- 200 g saure Sahne (Sauerrahm)
- Knoblauchgewürz

Für die Bulgur-Füllung

- 1 rote Zwiebel
- 2 Knoblauchzehen
- Öl
- 125 g Bulgur
- 1 TL gekörnte Gemüsebrühe
- 1 Prise Chilipulver
- frisch gemahlener schwarzer Pfeffer
- ½ Tube Tomatenmark

Außerdem

- 1 Kopfsalat
- 250 g Cocktailtomaten
- 1 Dose Mais (140 g Abtropfgewicht)
- 9 Wraps
- 40 g geriebener Käse (z. B. Gouda)

Für die Soße Zwiebel schälen und fein hacken und mit saurer Sahne und Knoblauchgewürz vermengen.

Für die Bulgur-Füllung rote Zwiebel und Knoblauchzehen schälen und fein hacken. Öl in einem Topf erhitzen, Zwiebel und Knoblauch darin glasig dünsten. 250 ml kochendes Wasser angießen. Bulgur, Gemüsebrühe und Chilipulver einrühren. Mit Pfeffer würzen. Den Deckel auflegen und den Bulgur bei niedriger Hitze 10–15 Minuten ziehen lassen. Den Topf vom Herd nehmen, den Deckel abnehmen und den Topf mit einem Tuch abdecken. Den Bulgur 10 Minuten ruhen lassen. Anschließend Tomatenmark unterrühren.

Salat waschen. Tomaten vom Stielansatz befreien und würfeln. Mais in einem Sieb abtropfen lassen.

Wraps mit Salatblättern belegen. Darauf portionsweise den Bulgur geben. Mit Tomaten, Mais und Käse bestreuen.

Zum Schluss die Soße darübergeben und den Wrap zusammenklappen oder rollen.

XOXO

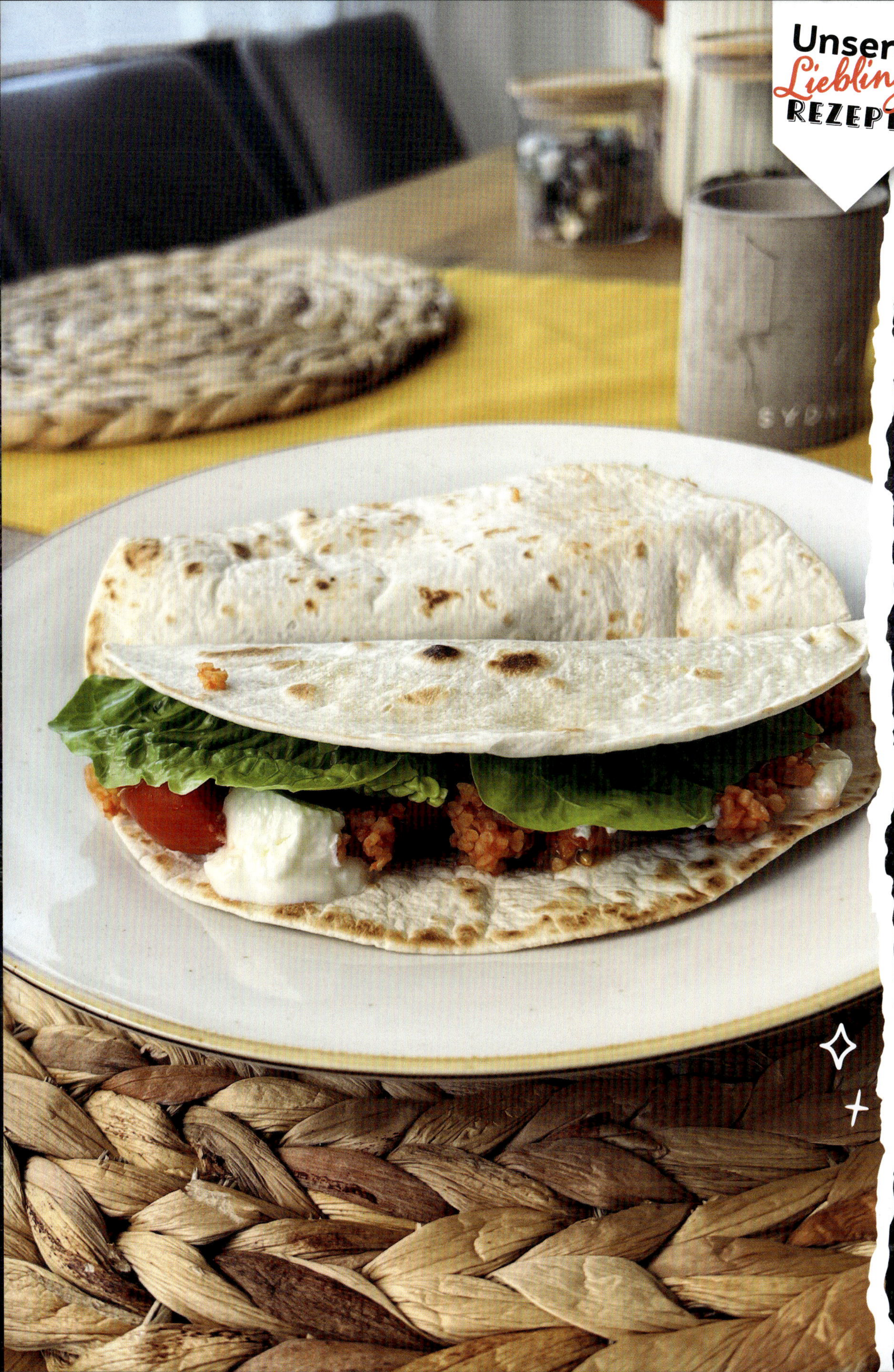

DINKEL-LASAGNE

mit Karotten

Ich koche die Fleischsoße mit geriebenen Karotten. Perfekt, um meinen „Grünzeugdetektiven" Gemüse auf den Teller zu schmuggeln. 😉

Für 8 Portionen

Für die Soße

- 1 rote Zwiebel
- 2 große Karotten
- 2 EL Öl
- 660 g Rinderhackfleisch
- 1 TL Salz
- 1 Prise frisch gemahlener schwarzer Pfeffer
- 1 TL Currypulver
- 1 Tube Tomatenmark
- 1 Gemüsebrühwürfel
- 200 ml Wasser
- 300 g geriebener Käse (z. B. Gouda)

Für die Béchamelsoße

- 2 ½ EL Butter
- 3 EL Mehl
- 1 l Vollmilch
- 1 Prise Salz

Außerdem

- 375 g Dinkel-Lasagneplatten
- Auflaufform mit hohem Rand

Die Zwiebel schälen und fein würfeln, die Karotten schälen und raspeln. Die Zwiebelwürfel in einer Pfanne mit Öl anschwitzen. Hackfleisch zugeben und krümelig braten. Zum Schluss die Karotten zufügen und alles gut vermengen. Mit Salz, Pfeffer und Currypulver würzen. Tomatenmark untermengen. Den Brühwürfel in Wasser auflösen und die Mischung zufügen, kurz aufkochen und bei mittlerer Hitze kurz köcheln lassen.

Für die Béchamelsoße die Butter bei mittlerer Hitze in einem Topf zerlassen. Mehl zugeben und mit dem Schneebesen verrühren, damit es nicht anbrennt. Sobald die Mischung eine cremige Konsistenz hat, die Milch nach und nach mit dem Schneebesen unterrühren. Unter Rühren aufkochen und köcheln lassen, bis eine dickflüssige Soße entsteht. Salzen.

Den Backofen auf 200 °C (Ober-/Unterhitze) vorheizen. Eine Suppenkelle Béchamelsoße in der Auflaufform verteilen. Die Form mit Lasagneplatten auslegen. Fleischsoße darauf verteilen, darüber zwei Suppenkellen Béchamelsoße geben und anschließend Lasagneplatten darauflegen. In dieser Reihenfolge weiter schichten; die letzte Schicht ist Béchamelsoße. Den geriebenen Käse darauf verteilen und die Lasagne 40 Minuten backen.

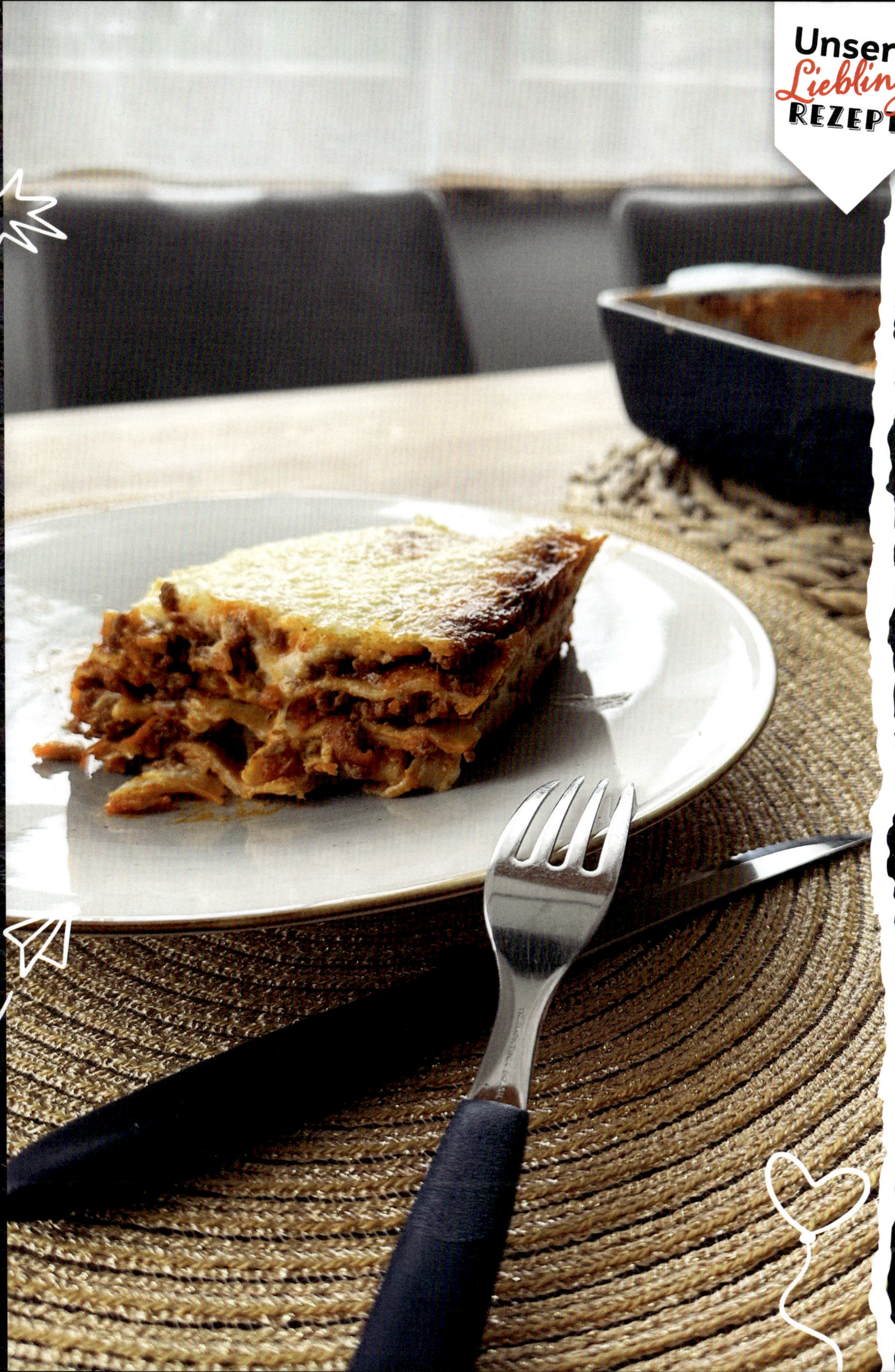

KNACKER-GULASCH

Gulasch aus Knackwürsten (s. S. 92) ist das Lieblingsgericht von Kind 1 und ein schnelles und herzhaftes Mittagessen!

Für 4 Portionen

- 2 rote Zwiebeln
- 8 mittelgroße Kartoffeln
- 6 Knackwürste
- 2 l Gemüsebrühe
- Öl
- 3 EL Mehl
- 1 EL Tomatenmark
- 1 EL Gulaschgewürz
- 2–3 TL Salz
- frisch gemahlener schwarzer Pfeffer
- 1 Prise Chiligewürz

Zwiebeln schälen und fein würfeln. Kartoffeln schälen und grob in Würfel schneiden. Knackwürste längs halbieren und in Scheiben schneiden. Gemüsebrühe aufkochen.

Öl in einem großen Topf erhitzen und die Zwiebelwürfel darin anschwitzen. Mehl einrühren und goldbraun rösten. Tomatenmark zugeben und 2 Minuten mit dem Schneebesen unterrühren. Die Gemüsebrühe angießen und so lange rühren, bis sich alle Klümpchen aufgelöst haben. Mit Gulaschgewürz, Salz und Pfeffer würzen.

Die Kartoffelstücke zugeben und 15 Minuten bei mittlerer Hitze köcheln lassen.

Die Wurststücke zugeben und den Gulasch 1 Stunde köcheln lassen. Zum Schluss mit Salz, Pfeffer und nach Wunsch Chiligewürz abschmecken.

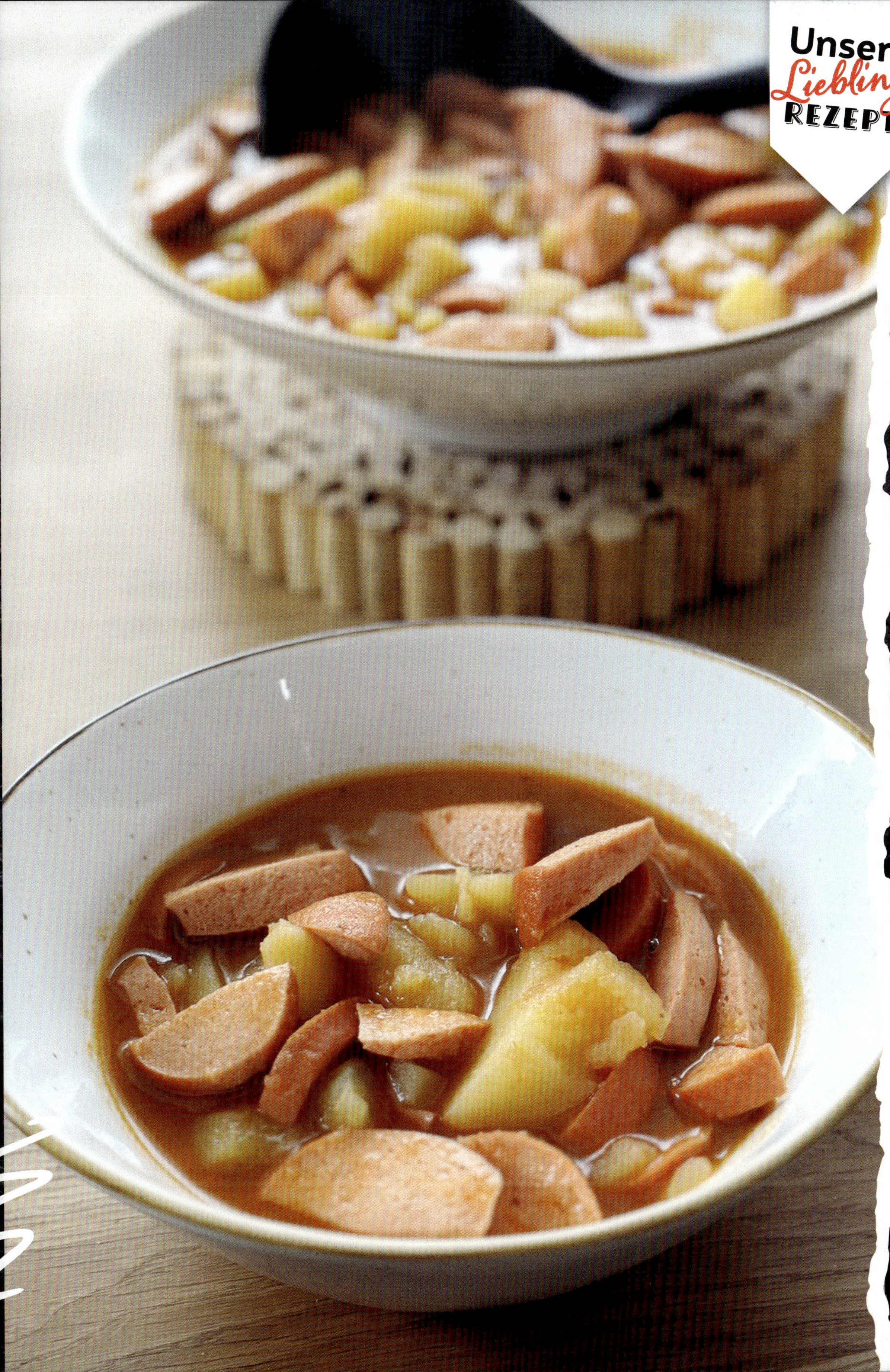

Überbackene Hühnerbrust

Diese Kreation entstand aus Resten, die ich im Kühlschrank hatte: Zucchini, Mozzarella, Käse und Cocktailtomaten. Du kannst aber auch jedes andere Gemüse verwenden. 😉

Für 4 Portionen

- 6 Hühnerbrustfilets
- 1 große Zucchini
- 2 Kugeln Mozzarella
- 24 Cocktailtomaten
- Öl
- Salz
- Currypulver
- 175 g Frischkäse (Doppelrahmstufe)
- 200 g Sahne
- 150 geriebener Käse (z. B. Gouda)
- 500 g Nudeln

Hühnerbrustfilets abspülen, trocken tupfen und längs halbieren. Zucchini raspeln. Mozzarella in Scheiben schneiden. Tomaten halbieren.

Öl in einer Pfanne erhitzen und die Hühnerbrustfilets darin anbraten. In der Pfanne mit Salz und Currypulver würzen. Die Filets aus der Pfanne nehmen und in eine Auflaufform setzen.

Den Backofen auf 200 °C (Ober-/Unterhitze) vorheizen.

Die Hühnerbrustfilets mit Frischkäse bestreichen, die Zucchiniraspel darübergeben und auf jedes Filetstück zwei Tomatenhälften setzen, mit der Schnittseite nach unten. Zum Schluss mit den Mozzarellascheiben belegen.

Die Sahne angießen und das Ganze mit geriebenem Käse bestreuen.

Die Hühnerbrustfilets 30 Minuten im heißen Ofen überbacken. In der Zwischenzeit die Nudeln bissfest kochen, abgießen und mit den überbackenen Filets servieren.

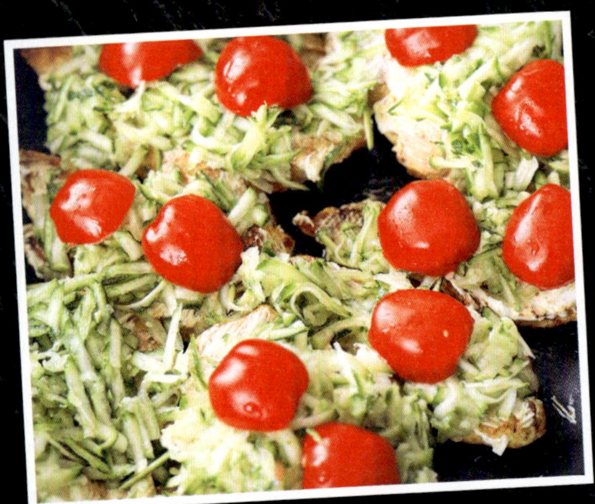

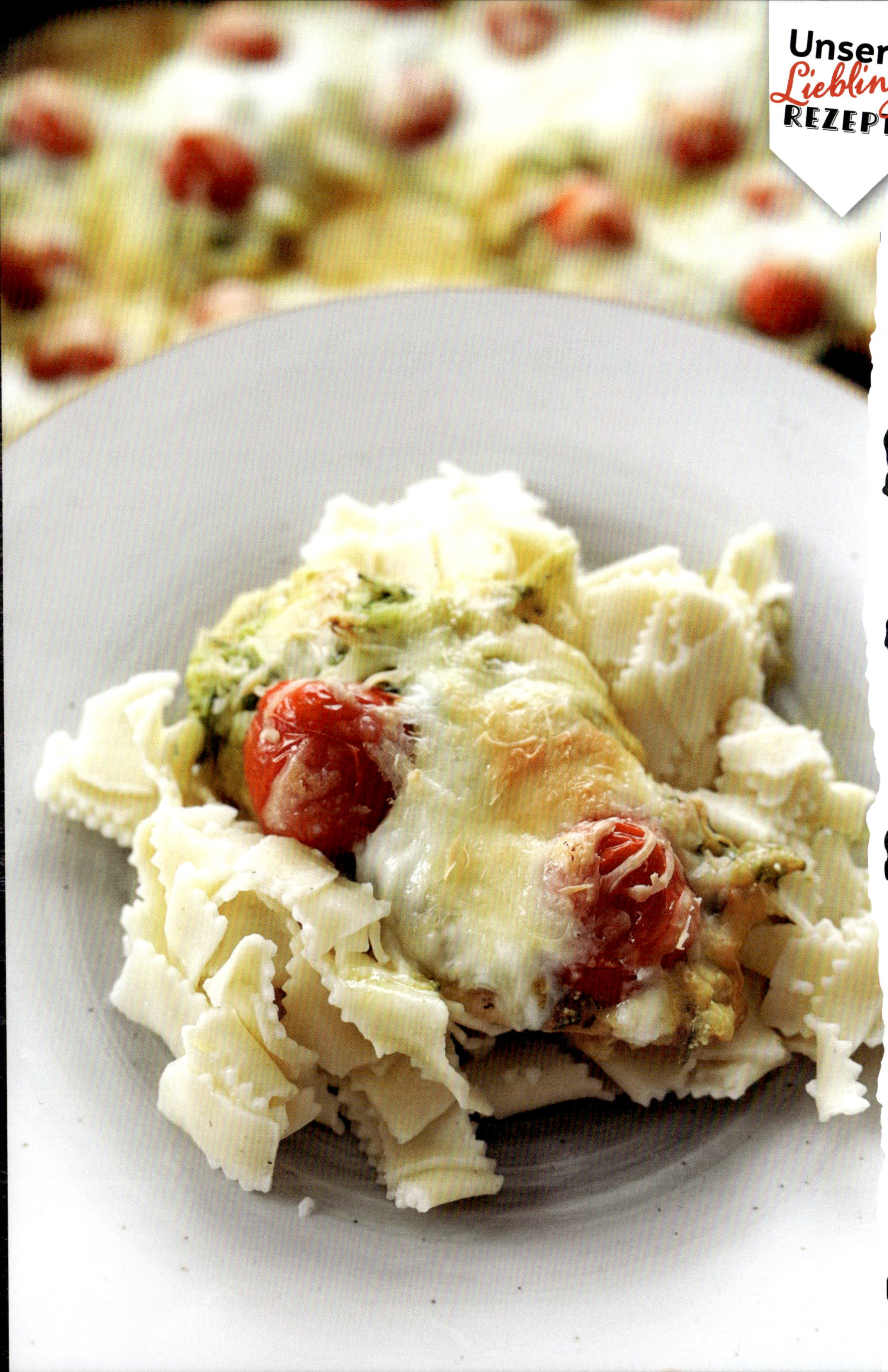

BUNTE SCHNITZEL

Mit den bunten Schnitzeln hab ich meine Kinder, als sie noch klein waren, ausgetrickst, um Gemüse (in Form der Panade 😜) auf ihre Teller zu bringen. Heute noch sind die Schnitzel das Lieblingsessen von Kind 4.

Für 6 Portionen

- 6 Schnitzel
- 5 Eier
- 150 g Mehl
- fertige Gemüsepanade aus Roter Bete, Brokkoli, Karotten
- 1 l Rapsöl
- Salz

Schnitzel abspülen, trocken tupfen und zwischen zwei Gefrierbeutellagen flachklopfen. Eier in einer großen Schale verquirlen. Mehl und Panade jeweils in eine Schale füllen.

Die Schnitzel mit Salz würzen und anschließend in Mehl, danach in Ei und zum Schluss in der Panade wenden.

Öl in einer Pfanne erhitzen und die panierten Schnitzel darin braten.

Dazu passen Reis oder Kartoffeln.

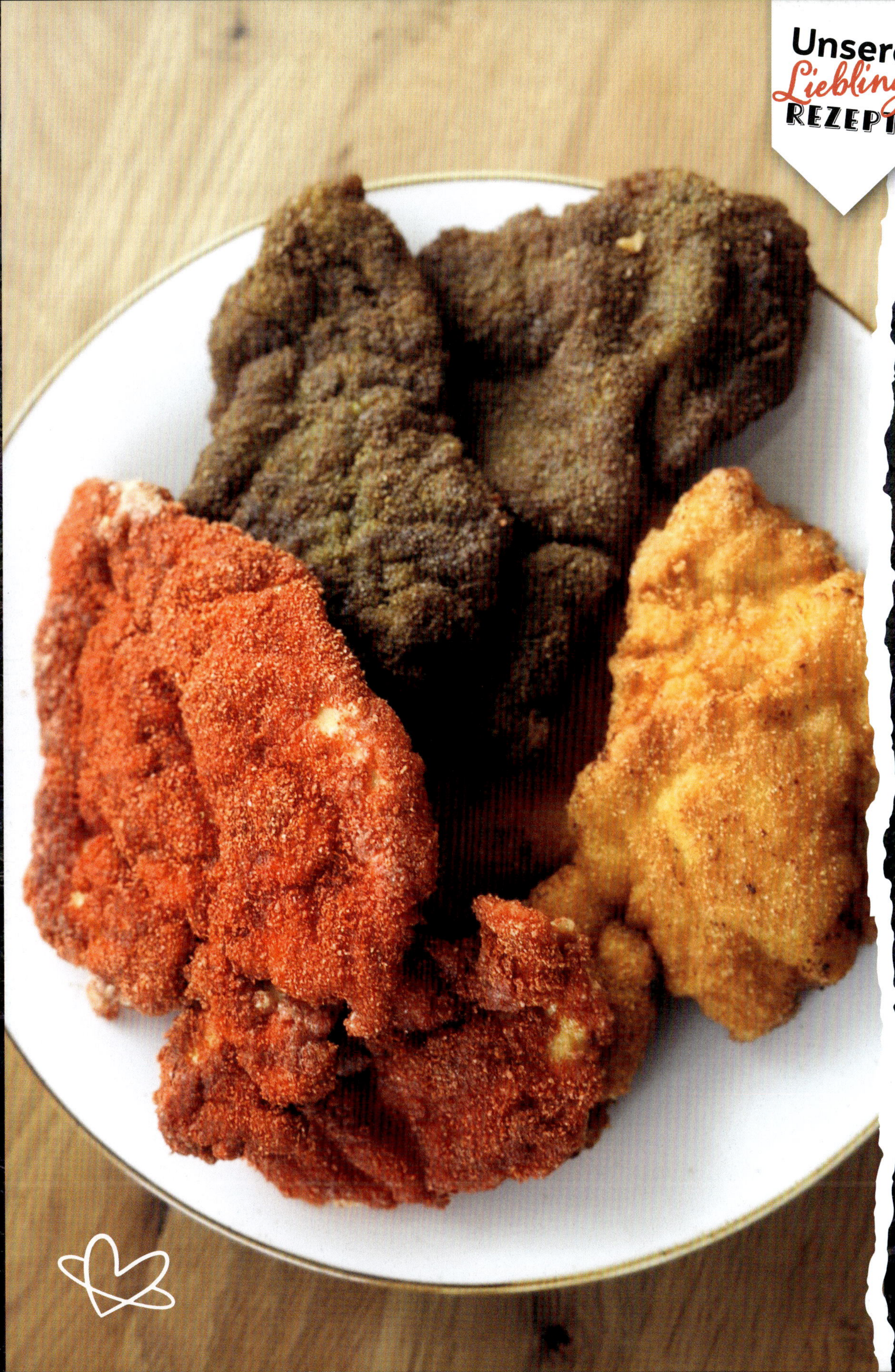

ĆEVAPČIĆI MIT PITA

Eine Erinnerung an meine Heimat und die Heimat meines Mannes. Schmeckt wie Urlaub auf dem Balkan. 😊

Für 4 Portionen

- 20 kleine Ćevapčići
- 1 Zwiebel
- 100 g saure Sahne (Sauerrahm)
- 5 EL Ketchup
- 1 TL Currypulver
- 1 Prise Chiligewürz
- 1 Prise Salz
- 4 Pitabrote

Den Backofengrill auf 200 °C vorheizen.

Ćevapčići auf ein mit Backpapier ausgelegtes Backblech legen und 10 Minuten im Ofen garen. Wenden und weitere 10 Minuten garen.

In der Zwischenzeit Zwiebel schälen und drei Scheiben für Zwiebelringe abschneiden. Die restliche Zwiebel würfeln. Saure Sahne in einer Schüssel mit Zwiebelwürfeln, Ketchup und Gewürzen verrühren.

Pita aufschneiden, die Ćevapčići hineinlegen und Soße und Zwiebelringe darübergeben.

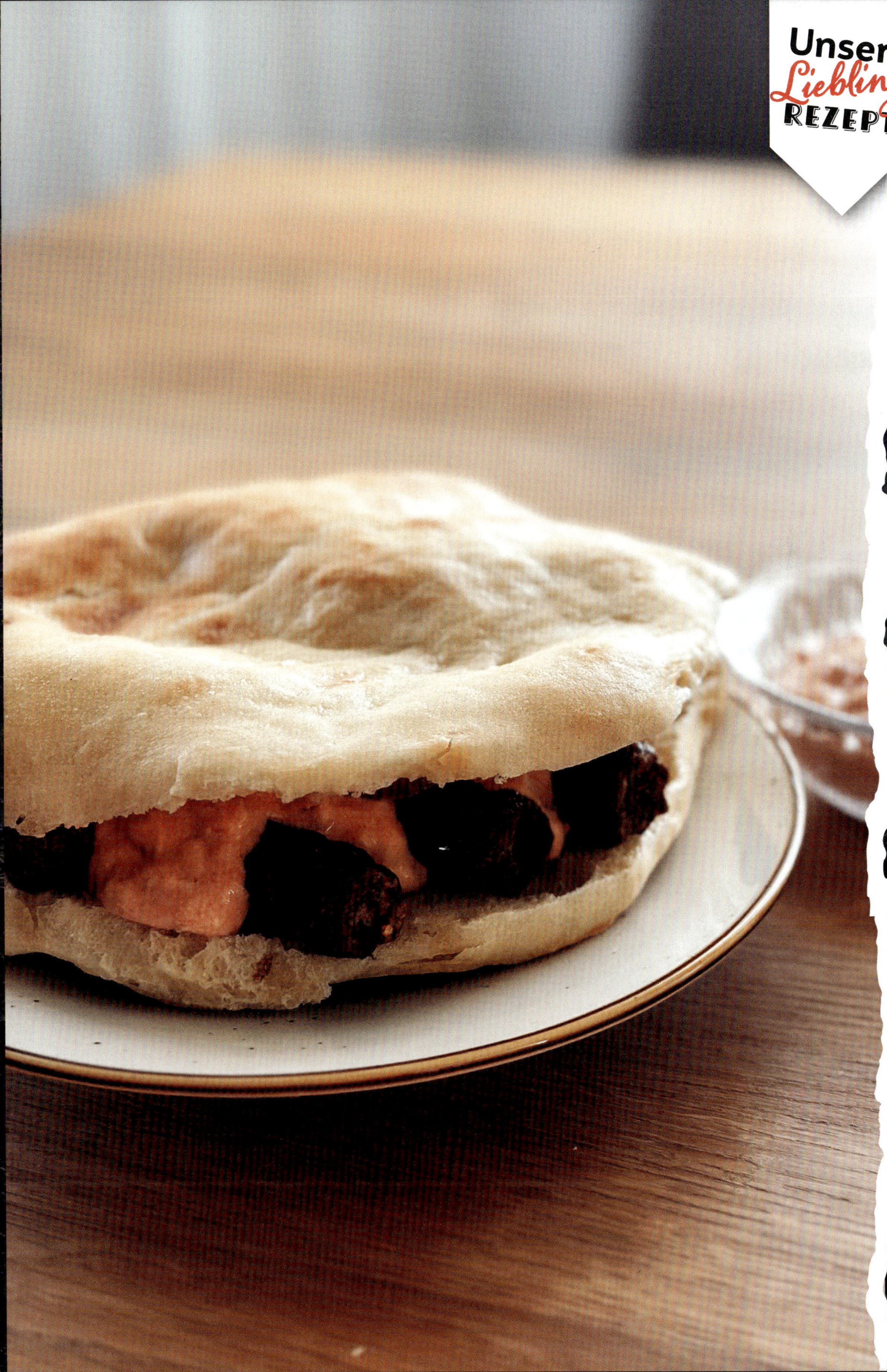

Unsere Lieblings REZEPTE

HASEN-KAISERSCHMARREN

Dieses Rezept hab ich erfunden, als bei uns vor einigen Jahren von ostern viele Schokohasen übrig geblieben sind, die keiner mehr essen wollte. 🤣

Für 1 Portionen

- 2 Eier
- 150 ml Milch
- 4 EL Mehl
- 1 Schoko-Osterhase (100 g)
- ½ EL Butter
- Puderzucker

Eier verquirlen. Nacheinander Milch und Mehl zu geben und alles zu einem Teig verrühren. Den Schokohasen zerkleinern.

Butter in einer Pfanne erhitzen. Den Teig in die Pfanne geben, die Schokostücke darauf verteilen. Sobald der Teig unten stockt, wenden. Die Unterseite ebenfalls kurz stocken lassen, bis der Teig rundum durchgegart ist.

Den Schmarren mit 2 Pfannenwendern in Stücke reißen und mit Puderzucker bestreuen.

Mit dem Pfannenwender lässt sich der Kaiserschmarren am besten zerkleinern.

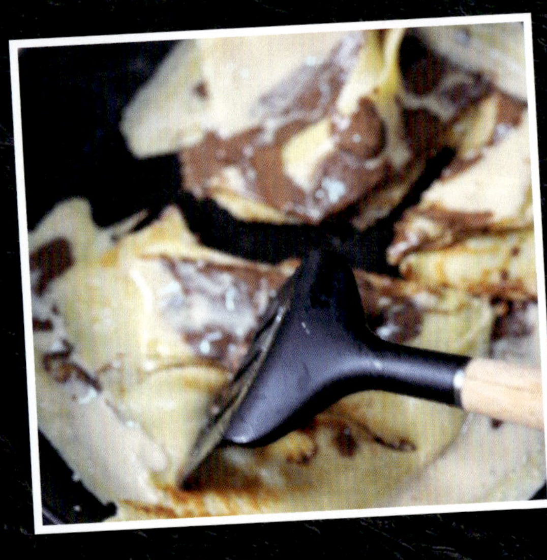

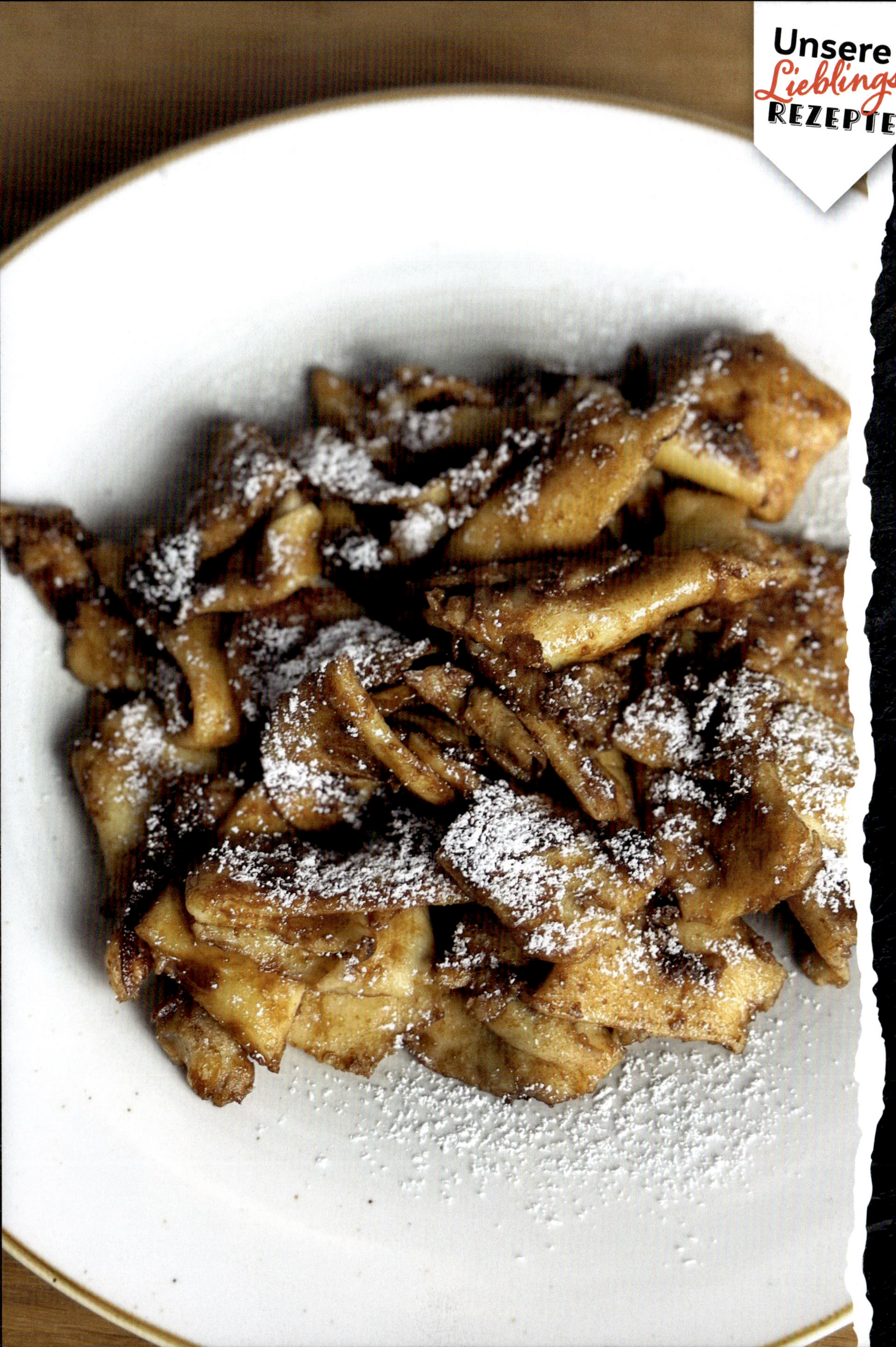

PALATSCHINKEN
mit Schokofüllung

Was macht die Mama, wenn die Kinder Pfannkuchen mit Nuss-Nugat-Creme-Füllung wollen, aber die Nuss-Nugat-Creme leer ist? Sie zaubert eine verrückte Alternative … 😇

Für 4 Portionen

- 2 Eier
- 150 g Mehl (Type 550)
- 250 ml Milch
- 1 Prise Salz
- 5 EL Butter
- 4 Schokoriegel mit Milchcremefüllung

Eier in einer kleinen Schüssel verquirlen. In einer zweiten Schüssel Mehl mit Milch glattrühren. Die Eier unterrühren. Salz zugeben. 1 EL Butter zerlassen und untermengen.

1 EL Butter in einer flachen Pfanne erhitzen. Mit einer Schöpfkelle portionsweise so viel Teig hineingeben, dass der Pfannenboden gerade dünn bedeckt ist. Die Pfanne etwas schwenken, um den Teig gleichmäßig zu verteilen. Den Pfannkuchen auf der Unterseite bei mittlerer Hitze goldbraun braten. Den Pfannkuchen wenden, sobald er sich beim Rütteln der Pfanne bewegt, und die zweite Seite ebenfalls goldbraun braten. Einen Schokoriegel in die Mitte des Pfannkuchens setzen, die Seitenränder nacheinander drüberklappen und den Pfannkuchen herausnehmen.

Den restlichen Teig portionsweise jeweils in 1 EL Butter ausbacken und mit einem Schokoriegel füllen. Die fertigen Pfannkuchen mit Puderzucker bestäuben.

Du kannst den Teig durch ein Sieb streichen, falls er nach dem Rühren noch Mehlklümpchen enthält.

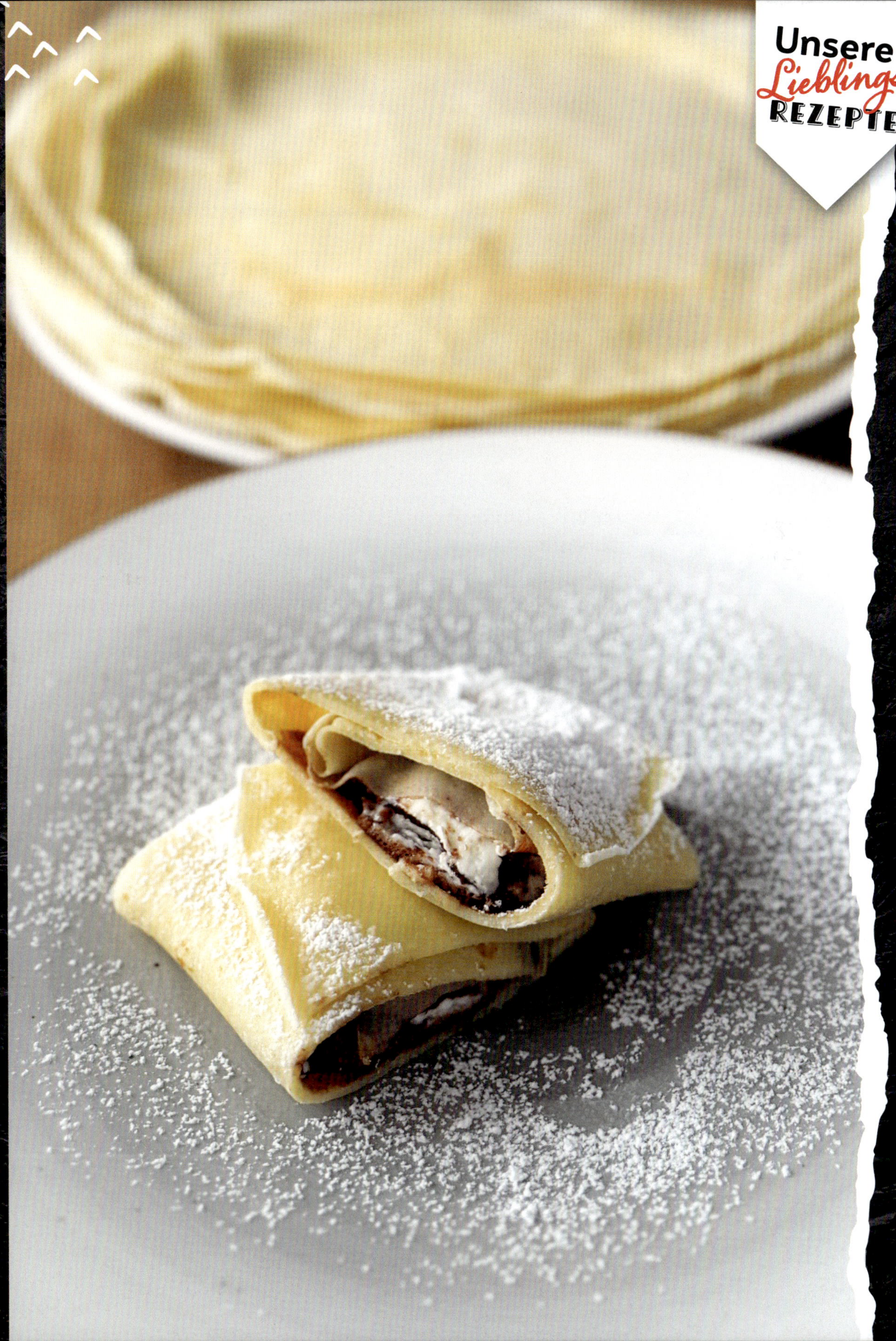
Unsere
Lieblings
REZEPTE

SAFTIGER APFELSTRUDEL

Wenn ich diesen Apfelstrudel backe, versammelt sich die ganze Familie in der Küche, angelockt von seinem herrlichen Duft. Hm ... ❤

Für 6 Portionen

- 4 mittelgroße Äpfel
- 1 Pck. Blätterteig (Kühlregal)
- 14 EL Semmelbrösel
- 4 EL Zucker
- 1 Pck. Vanillezucker
- 1 TL Zimt
- 8 TL Butter
- 20 g Kaffeesahne
- 1 Ei

Äpfel schälen, vierteln, vom Kerngehäuse befreien und in Scheiben schneiden. Blätterteig auf ein mit Backpapier ausgelegtes Backblech legen.

Den Teig im mittleren Drittel mit 4 EL Semmelbröseln bestreuen. Die Apfelscheiben darauf verteilen. Mit Zucker, Vanillezucker und Zimt bestreuen. Butter in Flöckchen daraufsetzen und das Ganze mit Kaffeesahne beträufeln. 4 EL Semmelbrösel darüber streuen.

Den Backofen auf 200 °C (Ober-/Unterhitze) vorheizen. Die Längsseiten des Blätterteigrechtecks nacheinander in die Mitte über die Äpfel klappen.

Ei verquirlen und die Oberseite des Strudels damit bestreichen. Mit den restlichen Semmelbröseln bestreuen.

Den Apfelstrudel 30 Minuten im heißen Ofen backen.

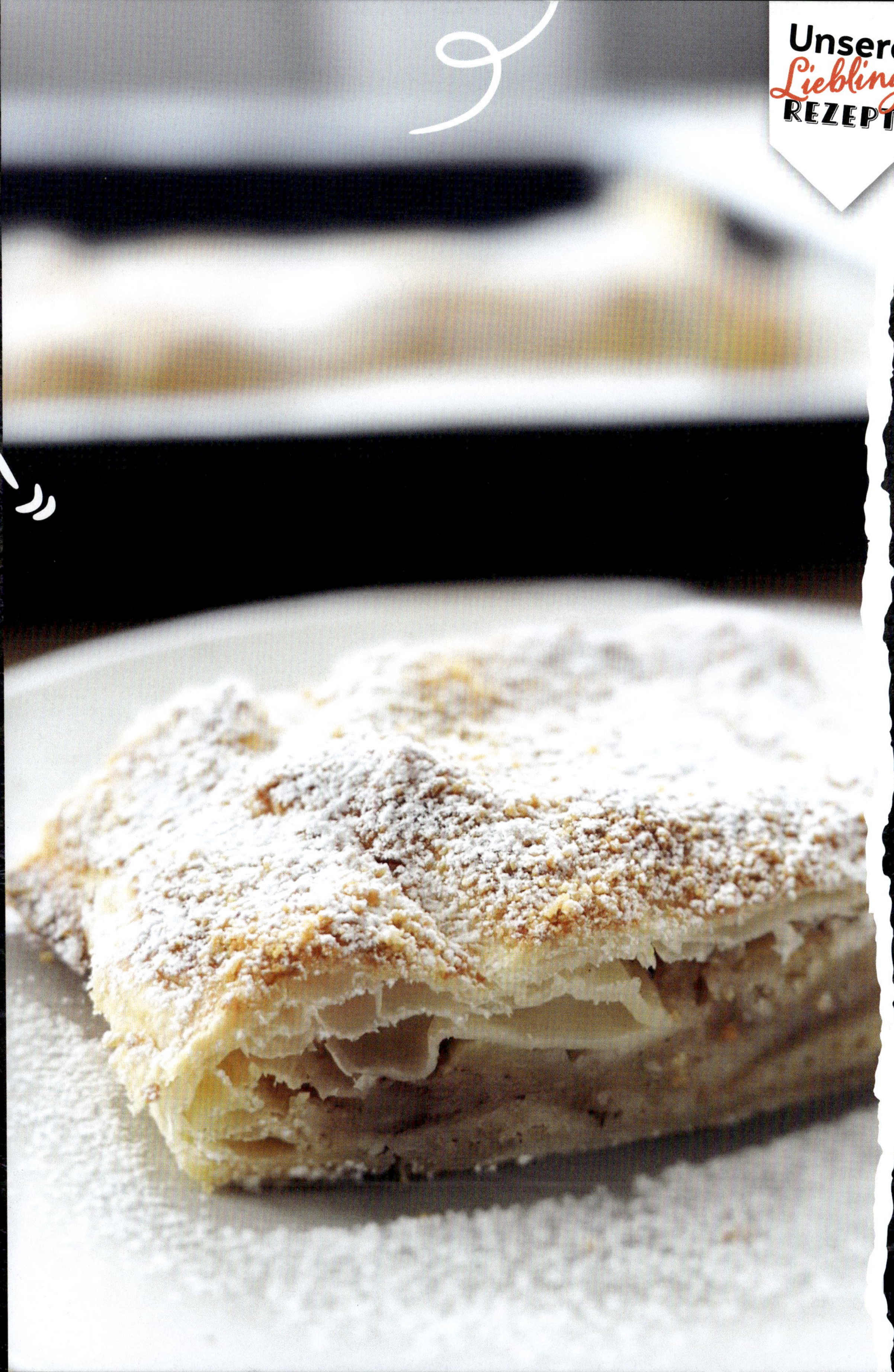

SÜßE TOPFENMÄUSE

Die lustigen Mäuse aus Quarkteig bekommen beim Ausbacken im heißen Öl ihr Schwänzchen. Kinder lieben sie! 😍

Für 50 Stück

- 250 g Quark (20 % Fett)
- 3 Eier
- 4 EL Zucker
- 1 Pck. Vanillezucker
- 250 g Mehl
- 1 Pck. Backpulver
- 1 l Rapsöl
- Puderzucker

Quark, Eier, Zucker, Vanillezucker, Mehl und Backpulver mit dem Schneebesen zu einem glatten Teig verrühren. Abgedeckt 30 Minuten in den Kühlschrank stellen.

Öl in einem Topf erhitzen. Pro Topfenmaus ½ Teelöffel Teig abstechen und im heißen Öl goldbraun ausbacken. Den Teelöffel vor dem Teigabstechen immer in kaltes Wasser tauchen. Die Topfenmäuse mit der Schaumkelle aus dem Öl heben, auf Küchenpapier abtropfen lassen und mit Puderzucker bestäuben.

Der Teig aus Topfen (Quark) wird im heißen Öl schön knusprig.

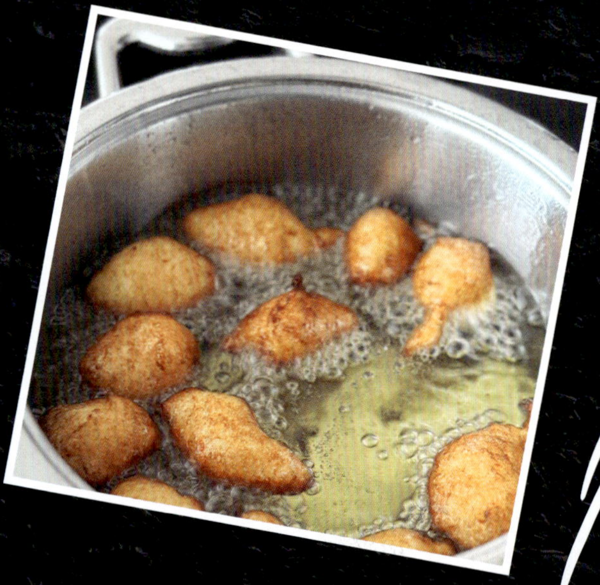

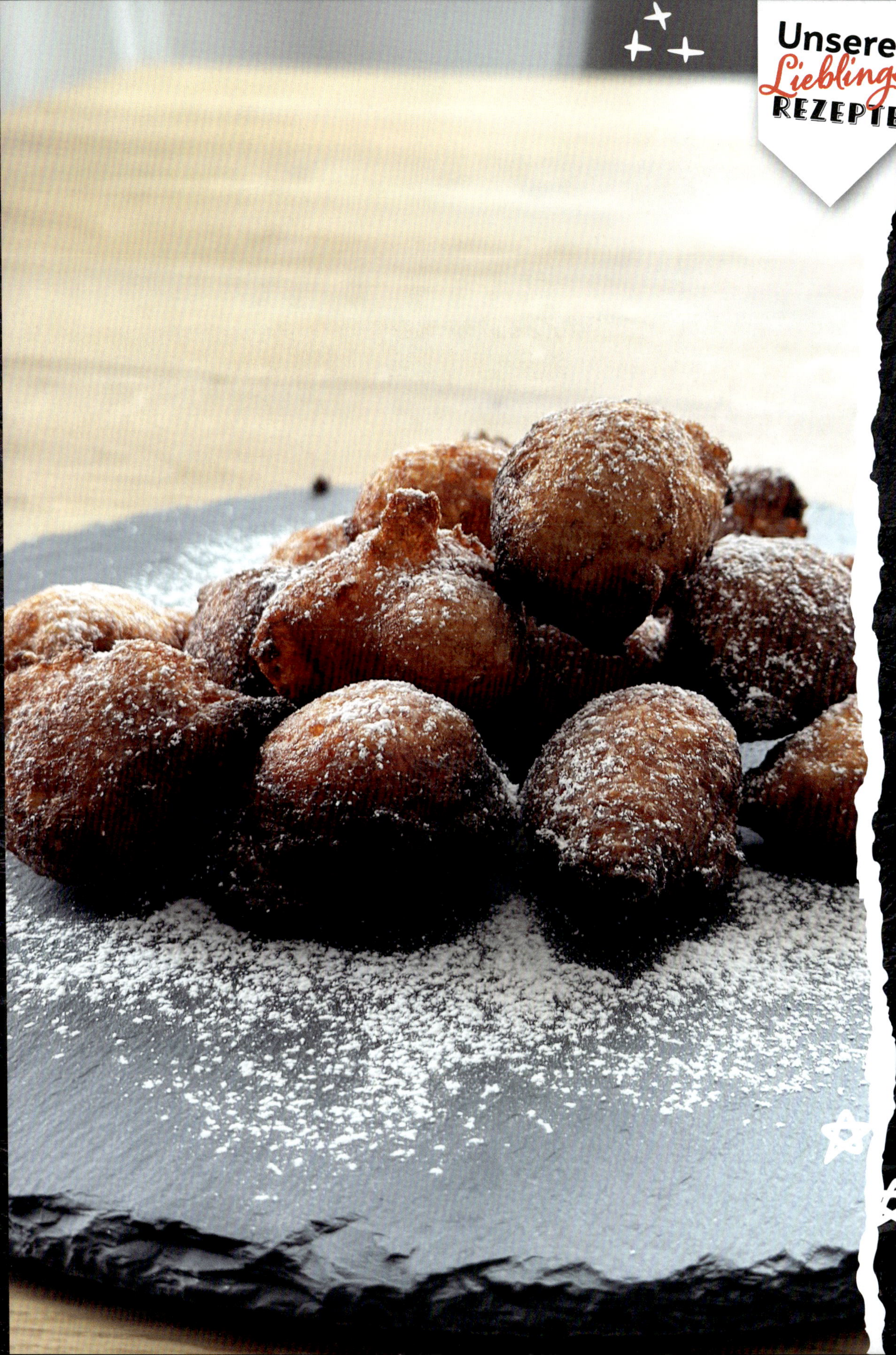

KOKOS-STANGEN

Die Kokosstangen sind entstanden, als wir Kindergeburtstag mit 30 Gästen hatten und die verrückte Mama keine Lust hatte, so viele Kuchen zu backen. 🤪

Für 30 Stück

- 200 g Mascarpone
- 175 g Frischkäse (Doppelrahmstufe)
- 50 g Puderzucker
- 60 Löffelbiskuits
- 250 g Sahne
- 250 g Kokosraspel

Mascarpone, Frischkäse und Puderzucker verrühren. Die Masse in einen Gefrierbeutel füllen und eine kleine Ecke am Beutel abschneiden.

Auf die Hälfte der Löffelbiskuits jeweils eine dicke Schicht Mascarponemasse auftragen und einen Löffelbiskuit draufsetzen, sodass gefüllte „Doppelbiskuits" entstehen.

Sahne in eine flache Schale geben, Kokosraspeln auf einen Teller geben. Die Doppelbiskuits zuerst von beiden Seiten in die Sahne tauchen und anschließend in den Kokosraspeln wenden. Die Kokosstangen abgedeckt 4 Stunden in den Kühlschrank stellen.

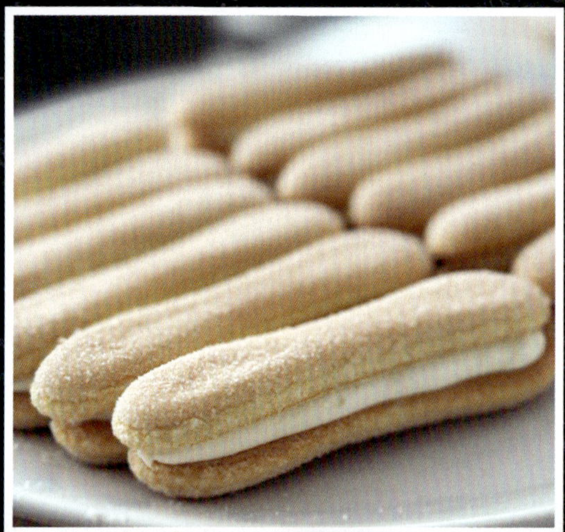

XOXO

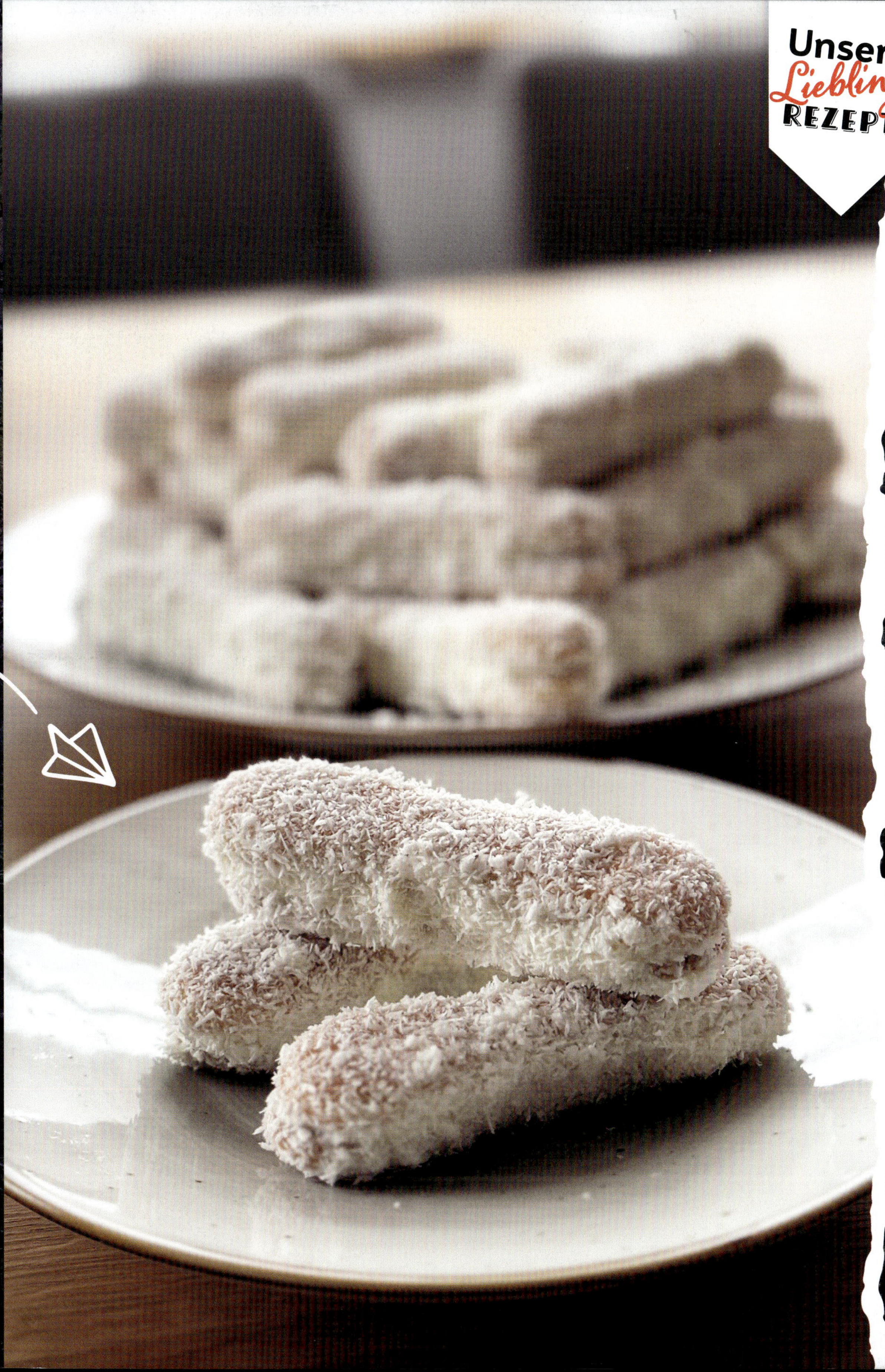

Unsere Lieblings REZEPTE

SCHNELLE CREMESCHNITTEN

Wenn überraschend Besuch kommt, muss es einfach schnell gehen. Diese Cremeschnitten sind in 20 Minuten fertig und schmecken köstlich. 😜

Für 6–8 Stücke

- 1 Pck. Blätterteig (Kühlregal)
- 250 g Sahne
- 50 g Zucker
- 1 Pck. „schlaue Sahne“, Typ Classic Vanille (s. Tipp)
- Puderzucker

Den Backofen auf 200 °C (Ober-/Unterhitze) vorheizen.

Blätterteig in zwei gleich große Rechtecke schneiden. Die Rechtecke auf ein mit Backpapier ausgelegtes Backblech legen und 12 Minuten im heißen Ofen backen. Herausnehmen und auskühlen lassen.

Sahne und Zucker steif schlagen. Schlaue Sahne mit dem Schneebesen unterrühren. Die Creme bis zur Verwendung kaltstellen.

Die Creme auf ein Blätterteig-Rechteck geben. Das zweite Rechteck darauflegen. Die Cremeschnitte mit Puderzucker bestäuben und in Stücke schneiden.

Das Fertigprodukt „schlaue Sahne“ ist eine Sahnezubereitung mit Gelatine.